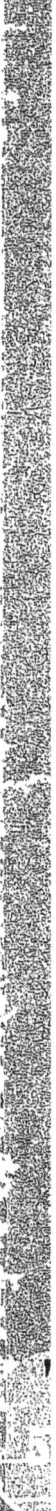

ÉTUDES

CLINIQUES ET ANATOMO-PATHOLOGIQUES

PAR

Le Dʳ J. GRASSET

CHEF DE CLINIQUE MÉDICALE A LA FACULTÉ DE MONTPELLIER.

Lipome sous-péritonéal.
Phonométrie. — Méthode de Brand.
Fluxions
de poitrine de nature catarrhale.

MONTPELLIER

C. COULET, LIBRAIRE-ÉDITEUR

LIBRAIRE DE LA FACULTÉ DE MÉDECINE, DE L'ACADÉMIE DES SCIENCES ET LETTRES
ET DE LA SOCIÉTÉ DES BIBLIOPHILES LANGUEDOCIENS
GRAND'RUE, 5

PARIS

ADRIEN DELAHAYE, LIBRAIRE-ÉDITEUR

Place de l'École-de-Médecine

1874

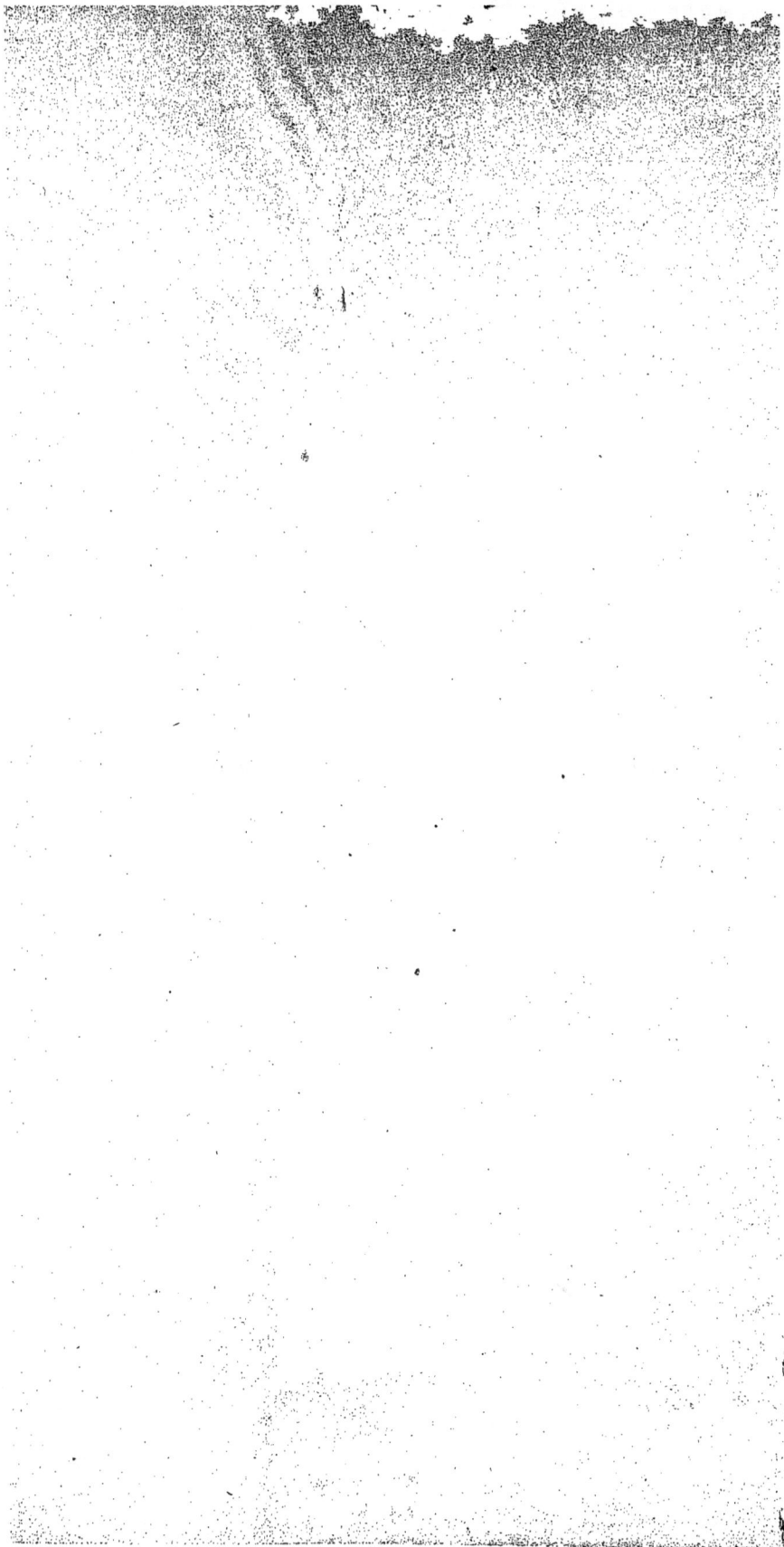

CLINIQUE MÉDICALE DE L'HOTEL-DIEU SAINT-ÉLOI.

ÉTUDES

CLINIQUES ET ANATOMO-PATHOLOGIQUES.

Extrait du MONTPELLIER MÉDICAL. — 1874.

Montpellier — Typogr. BOEHM et FILS.

ÉTUDES

CLINIQUES ET ANATOMO-PATHOLOGIQUES

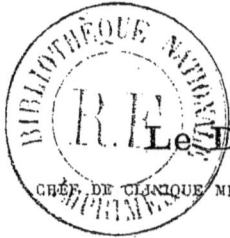

PAR

Le Dʳ J. GRASSET

CHEF DE CLINIQUE MÉDICALE A LA FACULTÉ DE MONTPELLIER.

Lipome sous-péritonéal.
Phonométrie. — Méthode de Brand.
Fluxions
de poitrine de nature catarrhale.

MONTPELLIER

C. COULET, LIBRAIRE-ÉDITEUR

LIBRAIRE DE LA FACULTÉ DE MÉDECINE, DE L'ACADÉMIE DES SCIENCES ET LETTRES
ET DE LA SOCIÉTÉ DES BIBLIOPHILES LANGUEDOCIENS
GRAND'RUE, 5

PARIS

ADRIEN DELAHAYE, LIBRAIRE-ÉDITEUR
Place de l'École-de-Médecine
1874

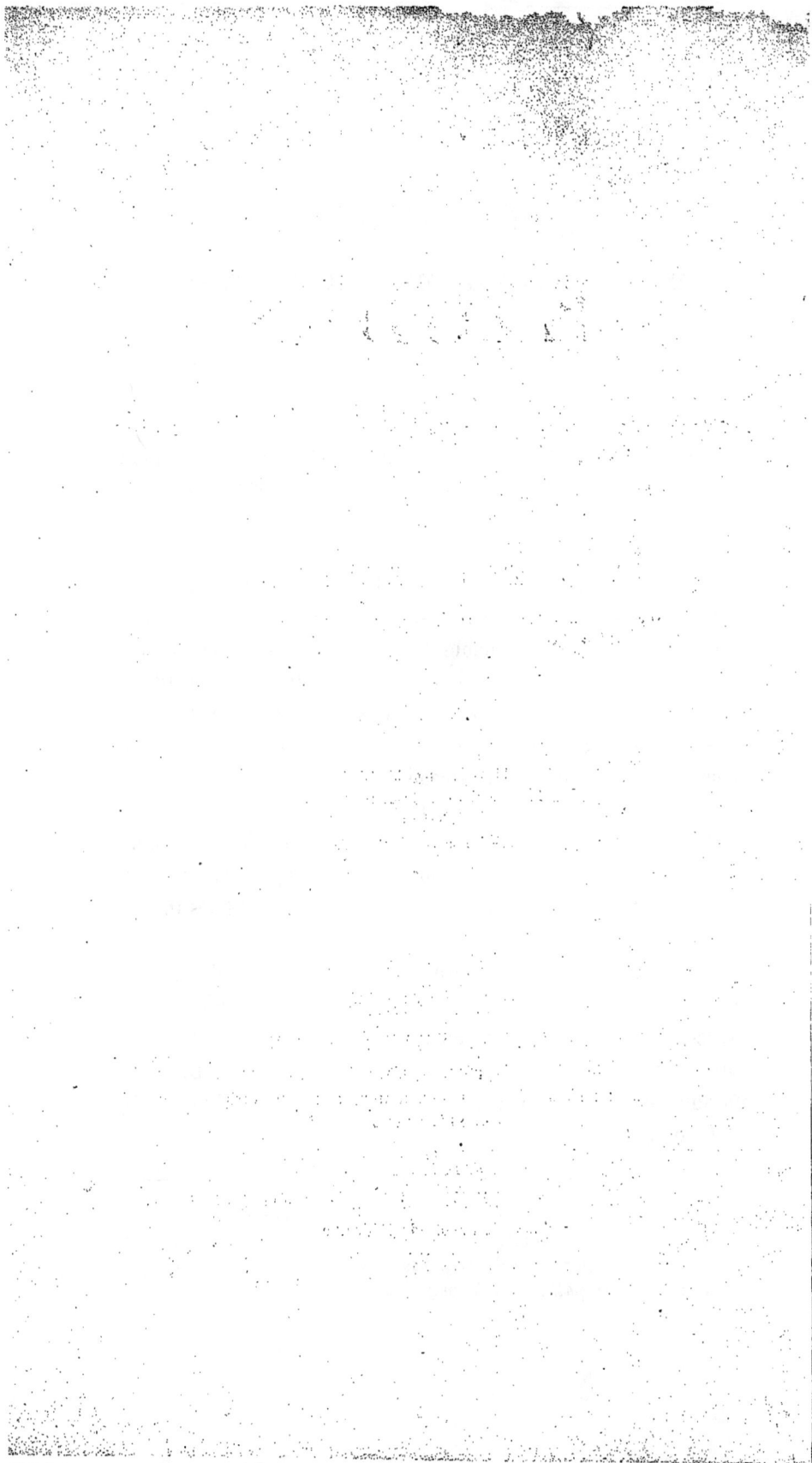

CLINIQUE MÉDICALE

DE L'HOTEL-DIEU SAINT-ÉLOI.

I.

Observation de LIPOME CALCIFIÉ développé dans le tissu sous-péritonéal à la région ombilicale[1],

Il est rare de rencontrer dans la cavité abdominale des tumeurs graisseuses dont rien ne décèle la présence à l'extérieur. On a souvent décrit des lipomes sous-péritonéaux, mais on les a vus toujours venir faire saillie à la surface cutanée, et constituer ce que l'on a appelé des hernies graisseuses. Mais les lipomes sous-péritonéaux faisant saillie dans la cavité abdominale elle-même sont, on peut le dire, exceptionnels.

On n'en trouve que quelques exemples épars.

En 1850, Broca[2] présente à la Société anatomique un volumineux lipome sous—péritonéal qui s'était développé dans la fosse iliaque, et faisait saillie dans l'abdomen en refoulant les intestins.

En 1852, Moynier[3] montre à la Société de biologie une tumeur du même genre et développée dans des conditions analogues. A cette occasion, il rappelle que ces tumeurs sont très-rares, et il ne trouve à citer dans l'espèce que le cas de Broca et un autre cas rapporté par Lebert[4] dans son *Traité d'anatomie pathologique*.

---

[1] Lu à la Soc. de méd. et de chir. prat., le 16 décembre, 1873.
[2] *Bulletin de la Soc. anat.*, pag. 137. 1850.
[3] *Bulletin de la Soc. de biol.*, pag. 139. 1852.
[4] *Traité d'anat. path.*, tom. I, pag. 125

Dans son *Traité des tumeurs*, fait en 1863, Virchow [1] ne parle des lipomes sous-péritonéaux qu'à l'occasion des corps libres de l'abdomen ; il cite les travaux de Lebidois, de Laveran, etc., à ce sujet, mais ne mentionne aucun fait nouveau relativement aux lipomes sous-péritonéaux non pédiculés.

Dans l'ouvrage publié en 1869 sur le même sujet, Broca [2] rappelle le cas qu'il a publié en 1850, le cas de Moynier, celui de Lebert et un nouveau de Pollock [3].

Enfin, dans la même année paraissent les articles *Lipome* du *Dictionnaire encyclopédique*, qui ne signalent aucun fait nouveau. Léon Tripier [4] ne parle que des hernies lipomateuses, et Cornil [5] ne cite que les cas de Moynier et de Broca, ainsi que les corps libres péritonéaux, d'après Virchow.

Les tumeurs semblables à celle que j'ai l'honneur de vous présenter ce soir sont donc rares et méritent description. Voici les renseignements recueillis sur la malade et les résultats de l'autopsie.

OBSERVATION.

Matilon (Françoise), âgée de 51 ans, marchande ambulante, née à Saint-Paul (Savoie), entre le 29 octobre 1873 à l'hôpital Saint-Éloi, où elle est couchée au n° 16 de la salle Sainte-Marie, clinique médicale, service de M. le professeur Fuster.

Cette malade se plaint, à son entrée, de fièvre intermittente. Ces accès, assez nets, contractés près de Béziers, affectent le type tierce. Ils sont assez réguliers et d'intensité à peu près invariable. On administre un vomitif et ensuite de l'acide arsénieux. Les accès continuent sans augmenter d'intensité ; seulement, des signes de cachexie, déjà apparents à l'entrée, s'accusent de plus en plus. La figure est bouffie ; les jambes et le ventre sont œdé-

---

[1] *Path. des tumeurs*, tom. I, pag. 381.

[2] *Traité des tumeurs*, tom. II, pag. 384.

[3] Ranking ; *Half yearly abstracts*, vol. XVI, pag. 357. 1852 (d'après Broca).

[4] *Dict. encyc. des sc. méd.* Art. *Lipome* (chirurgie).

[5] *Ibid.* Art. *Lipome* (anatomie).

matiés. L'appétit disparaît, et il survient une diarrhée intense. Les force déclinent rapidement.

La malade, trouvant qu'on ne la guérit pas assez vite, demande à sortir. On la rapporte plus malade encore le soir même : on l'avait ramassée dans la rue ou dans la campagne. A partir de ce moment, les signes de marasme s'accusent : faiblesse, anasarque, diarrhée. Les accès ont disparu où ne reviennent qu'irrégulièrement.

La mort survient le 1er décembre.

Autopsie. — A l'ouverture de la cavité abdominale, on aperçoit une tumeur arrondie, de la grosseur d'une petite orange ou d'un gros œuf ; elle est implantée sur la face interne de la paroi abdominale antérieure, et on l'entraîne naturellement en rabattant cette paroi. Le siége correspond précisément à la partie interne de la région ombilicale.

Cette tumeur est formée de deux parties : une première partie, volumineuse, qui constitue presque toute la tumeur, arrondie et assez régulièrement convexe ; sur celle-là, un second noyau, plus petit, qui est comme greffé, formant comme un lobule surajouté au lobe principal (commencement d'arborescence). La tumeur principale est d'une dureté plus grande que le cartilage; le scalpel l'éraille un peu sans l'entamer. Cette tumeur n'est pas pédiculée; elle adhère à la paroi abdominale antérieure par une surface large. En attaquant la tumeur par cette base, on peut pénétrer dans l'intérieur même de la tumeur, et alors le scalpel plonge dans une masse molle, boueuse, et ramène une substance qui ressemble assez à du mortier mou. La dureté pierreuse déjà constatée n'existe que pour une coque assez épaisse, à la périphérie libre de la tumeur.

Le péritoine passe au-dessus de la tumeur et la tapisse (feuillet pariétal); dans les culs-de-sac que la tumeur fait former au péritoine autour de sa base, il y a accumulation d'une substance demi-molle tremblotante (adhérences péritonéales jeunes). Si ensuite on dissèque l'aponévrose, on enlève avec elle toute la tumeur, que l'on détache ainsi du reste de la paroi abdominale. La peau est complètement saine, la cicatrice ombilicale normale; il n'y a aucun signe extérieur de la tumeur. La couche graisseuse sous-cutanée est assez abondante; les muscles grands droits sont sains, recouverts cependant d'une certaine quantité de graisse jaune, également accumulée dans les interstices des faisceaux musculaires. Les deux muscles grands droits sont assez écartés l'un de l'autre, au niveau de la ligne médiane vers l'ombilic. C'est là que s'implante la tumeur, mais en dedans de l'aponévrose, qui la rend indépendante. Elle a son origine très-nette dans le tissu compris entre l'aponévrose interne et le péritoine. Là même, tout autour de la base de la tumeur, il y a de la graisse en assez grande quantité. Les éléments du cordon sont sains et indépendants de la tumeur; il y a un peu de graisse dans la gaîne.

Quand on ouvre la tumeur par une section antéro-postérieure, on trouve : pour la petite tumeur, une première enveloppe fibreuse mince ; au-dessous, une deuxième coque plus épaisse; à l'intérieur, un liquide sale, épais, tenant en suspension des matières blanchâtres en poussières ; pour la grande tumeur, une première coque fibreuse que le scalpel coupe facilement ; au-dessous de cette première enveloppe, une deuxième couche également fibreuse assez épaisse, résistante ; une troisième plus résistante encore. Ainsi, une coque générale fibreuse de couches concentriques de dureté différente ; enfin, à l'intérieur même de cette coque, une sorte de boue, de mortier, comparable à ce que l'on appelait stéatome et surtout athérome.

L'examen microscopique montre à la base de la tumeur, autour de son point d'implantation, un tissu adipeux normal, à vastes cellules intriquées. La boue contenue dans la grande tumeur et le liquide trouble de la petite présentent une énorme quantité de granulations graisseuses libres et des cristaux de cholestérine très-nombreux. Les diverses couches de la coque sont formées de tissu fibreux à éléments cellulaires très-allongés, non ramifiés ; le tout rempli de granulations, soit dans les espaces interfibrillaires eux-mêmes, soit sur les fibrilles de la substance fondamentale. Dans les parties plus épaisses et plus résistantes de la coque, il y a des dépôts de calcaire en masse granuleuse amorphe. Pas d'élément cartilagineux et osseux. Partout les éléments cellulaires sont longs et très-étroits.

Partout, autour de la tumeur, signes de péritonite chronique particulièrement accusée autour du foie et de la rate. Épanchement ascitique assez abondant ; rate volumineuse et ramollie ; foie gras ; surcharge graisseuse du cœur ; tissu graisseux sous-cutané assez abondant.

Rien à noter pour les autres organes.

La tumeur que nous venons de décrire et que nous vous présentons pourrait être rangée, d'après la nomenclature ancienne, dans les stéatomes ou les cholestéatomes. Dans la classification anatomique, elle me paraît appartenir aux lipomes.

Le lipome est une tumeur formée de tissu adipeux, ce que Cruveilhier appelait adipome. Il est essentiellement constitué non-seulement par l'hypertrophie, mais aussi par l'hyperplasie du tissu graisseux. Les lipomes se développent le plus souvent dans le tissu cellulaire graisseux ; or, c'est là précisément ce qui constitue la couche sous-péritonéale : il y a de la graisse qui normalement même peut se développer en certains points et produire des polypes adipeux physiologiques, comme les appendices épiploïques du gros intestin (Cornil et Ranvier). Rien d'extraordinaire par conséquent à ce que notre lipome ait son origine dans le tissu sous-séreux.

A la base même de la tumeur et autour d'elle, nous trouvons le tissu graisseux lui-même, facile à reconnaître à l'œil nu ou au microscope. C'est le terme de transition qui rattache à la graisse physiologique les altérations plus avancées que nous trouvons dans la tumeur elle-même.

Dans la tumeur, en effet, dans cette sorte de boue qui remplit le kyste, nous ne trouvons plus de cellules graisseuses entières, nous ne trouvons que des granulations graisseuses libres sans enveloppe commune ; c'est un temps plus avancé d'altération. Le tissu graisseux d'un lipome peut en effet subir en quelque sorte lui-même la dégénérescence graisseuse. Ce mot semble ici un pléonasme, dit Cornil ; mais voici ce qui se passe :

« Les vésicules adipeuses se fragmentent, se réduisent en granulations fines, et, au lieu de grosses vésicules adipeuses distendant une cellule plasmatique, on n'a plus que des corps granuleux. La cellule plasmatique est détruite, et l'on a affaire à la mort et à la transformation granulo-graisseuse des éléments. Dans ce cas, le tissu altéré revêt, à l'œil nu, une opacité, une couleur grise et une consistance caséeuse qui le font ressembler à un sarcome ou à certains carcinomes en dégénérescence graisseuse. » C'est là précisément l'aspect que présente toute la substance contenue dans notre tumeur.

Ainsi, c'est toujours là du lipome, mais du lipome détruit, en dégénérescence granulo-graisseuse.

Maintenant, nous trouvons encore l'enveloppe fibreuse épaisse et stratifiée qui enkyste ce mortier caséeux. Cela appartient encore au lipome. Virchow décrit parfaitement cette induration fibreuse pour les lipomes extérieurs exposés au frottement : « Il arrive assez souvent, dit-il, dans ces lipomes qui proéminent fortement à la surface, qu'il se développe une série de processus irritatifs, d'abord dans la peau qui les recouvre, et plus tard dans la tumeur elle-même. Ces accidents sont consécutifs à une masse d'insultes auxquelles la proéminence de la tumeur expose ces points, particulièrement par le frottement des vêtements et par le contact avec des objets extérieurs. » Ce que Virchow a décrit là pour les lipomes externes, nous le voyons réalisé dans notre tumeur interne : le frottement de la paroi abdominale contre les intestins n'est-il pas continuel, et ne peut-il pas être cause d'induration fibreuse ? Cela est si vrai, que les anatomo-pathologistes admettent très-bien cette forme habituelle du lipome : c'est ce que Cruveilhier appelle la tumeur adipo-fibreuse, et Cornil le lipome fibreux.

L'enveloppe fibreuse qui enkyste notre tumeur appartient donc encore tout naturellement au lipome lui-même. Il y a plus : la coque de la tumeur présente une dureté osseuse ou pierreuse; et nous avons vu qu'il y avait des dépôts de calcaires, soit dans la coque d'enveloppe, soit dans le magma caséeux de l'intérieur. C'est encore là un fait fréquemment noté dans l'histoire du lipome.

Les auteurs sont partagés sur l'ossification possible du lipome : Virchow l'admet, tandis que Broca ne l'a jamais constatée. Mais pour la calcification ou crétification, ils sont unanimes. « J'ai trouvé, dit Broca, que la prétendue ossification n'était qu'un dépôt inorganique de matières calcaires ». « La calcification ou transformation calcaire générale ou partielle, s'observe quelquefois dans les lipomes, dit Cornil. » Enfin Virchow, non-seulement admet le fait, mais le décrit sous les deux formes que présente précisément notre tumeur. «La crétification revêt deux formes, dit-il. Il se produit quelquefois une masse grumeleuse, sorte de mortier résultat de la saponification de la graisse, de la combinaison des acides gras qui se sont formés avec la chaux et la soude, auxquelles s'ajoutent encore des phosphates terreux en grande quantité.... D'autres fois, au contraire, il se fait une crétification plus condensée, plus ossiforme, d'une dureté et d'une densité considérables, dans laquelle cependant le microscope ne montre aucun corpuscule osseux. Cela est notamment le cas, ajoute Virchow, pour les lipomes durs, fibreux, et le plus souvent dans leurs parties externes, qui sont exposées à des irritations fréquentes ». C'est la description exacte de ce que vous avez sous les yeux.

Ainsi, tous les degrés et tous les genres d'altérations que nous trouvons dans cette tumeur s'expliquent parfaitement par le diagnostic de lipome et cadrent très-bien avec le tableau ordinaire de l'évolution de ce genre de tumeur.

La forme elle-même de la tumeur est habituelle au lipome. Le lipome peut se développer en effet de deux manières : il peut se développer autour d'un organe, et constituer alors ce que Virchow appelle un lipome capsulaire, et il peut au contraire former une saillie indépendante. Dans ce dernier cas, la saillie reste quelquefois unique, comme cela arrive pour les lipomes sous-cutanés; c'est ce que Virchow appelle le lipome tubéreux. D'autres fois enfin, sur la première saillie, qui sert comme de matrice, poussent une ou plusieurs saillies nouvelles, qui peuvent prendre un certain développement et donner à la tumeur un aspect particulier qui constitue pour O. Weber le lipome arborescent ; je crois que notre tumeur présente cette disposition au début. Il y a une masse principale, primitive, sur laquelle avait déjà commencé à s'élever une première excroissance. C'était un polype arborescent en imminence, en évolution.

Ce qui montre encore que ce lipome s'était arrêté au milieu de son évolution, qu'il n'avait atteint que les premiers degrés de sa végétation possible, c'est la largeur de sa base. Tant qu'un lipome adhère fortement, il prolifère; puis, peu à peu, il se pédiculise. C'est pour cela que Virchow appelle ces lipomes : des lipomes polypeux; même au bout d'un certain temps, ce pédicule finit par s'atrophier, puis se rompt, et ce serait là, toujours d'après Virchow, l'origine de beaucoup de corps étrangers de la cavité abdominale.

Au point de vue de la forme, nous aurions donc eu là un lipome tubéreux, commençant à devenir arborescent.

En comparant donc notre tumeur à la description générale des lipomes, nous trouvons une conformité parfaite. Si nous arrivons maintenant à l'histoire particulière des lipomes souspéritonéaux, nous trouverons encore de nouvelles preuves du diagnostic, autant que peut en fournir un nombre très-restreint d'observations.

Ainsi, la tumeur de Broca, qui siégeait dans la fosse iliaque gauche, était à contours arrondis et présentait un gros noyau presque aussi dur qu'une tumeur fibreuse ; le reste est mollasse et présente une fausse fluctuation. La portion molle est formée de lobules adipeux, la portion dure présente quelques lobules graisseux emprisonnés dans une espèce de gangue dense, lardacée, friable.

Le lipome décrit par Moynier est encore dans le même genre, comme structure, et siège dans la région lombaire.

Les corps étrangers du péritoine qui, comme nous l'avons dit, ne sont que des lipomes pédiculisés et séparés ensuite de leur point d'implantation, ont une structure analogue. « On rencontre, dit Virchow, d'assez gros produits de ce genre, qui consistent presque entièrement en une masse stratifiée ressemblant au fibro-cartilage, et en un noyau poreux. » Et il représente un de ces corps gras libres constitués extérieurement par une enveloppe dense, et à l'intérieur par une masse de graisse granuleuse à demi-crétifiée.

C'était bien là la texture de notre tumeur.

Ainsi, d'après ces faits, dont le petit nombre prouve seulement la nécessité d'en publier de nouveaux quand on les rencontre, il est permis de penser que, dans le cas que nous avons rapporté, il s'agissait d'un lipome ayant son point de départ dans le tissu sous-péritonéal ; le lipome a formé une première saillie simple (lipome tubéreux); puis sur cette première saillie a commencé à végéter une autre petite tumeur (lipome arborescent au début). En même temps, le frottement perpétuel des intestins contre la tumeur a été une cause d'irritation permanente ; d'où production, sur toute la surface libre exposée au frottement, d'une coque fibreuse assez épaisse formée de couches stratifiées. La graisse contenue à l'intérieur a subi la dégénérescence granulo-graisseuse et a formé une bouillie dans laquelle on ne retrouve plus de cellules adipeuses. En même temps le calcaire infiltrait toute la tumeur et donnait à l'enveloppe sa dureté osseuse, et au contenu sa consistance de mortier.

C'est une tumeur à rapprocher des lipomes sous-péritonéaux observés par Broca, Lebert, Moynier et Pollock, et des corps étrangers du péritoine, qui ne seraient, d'après Virchow, que des lipomes crétifiés détachés de leur point d'implantation.

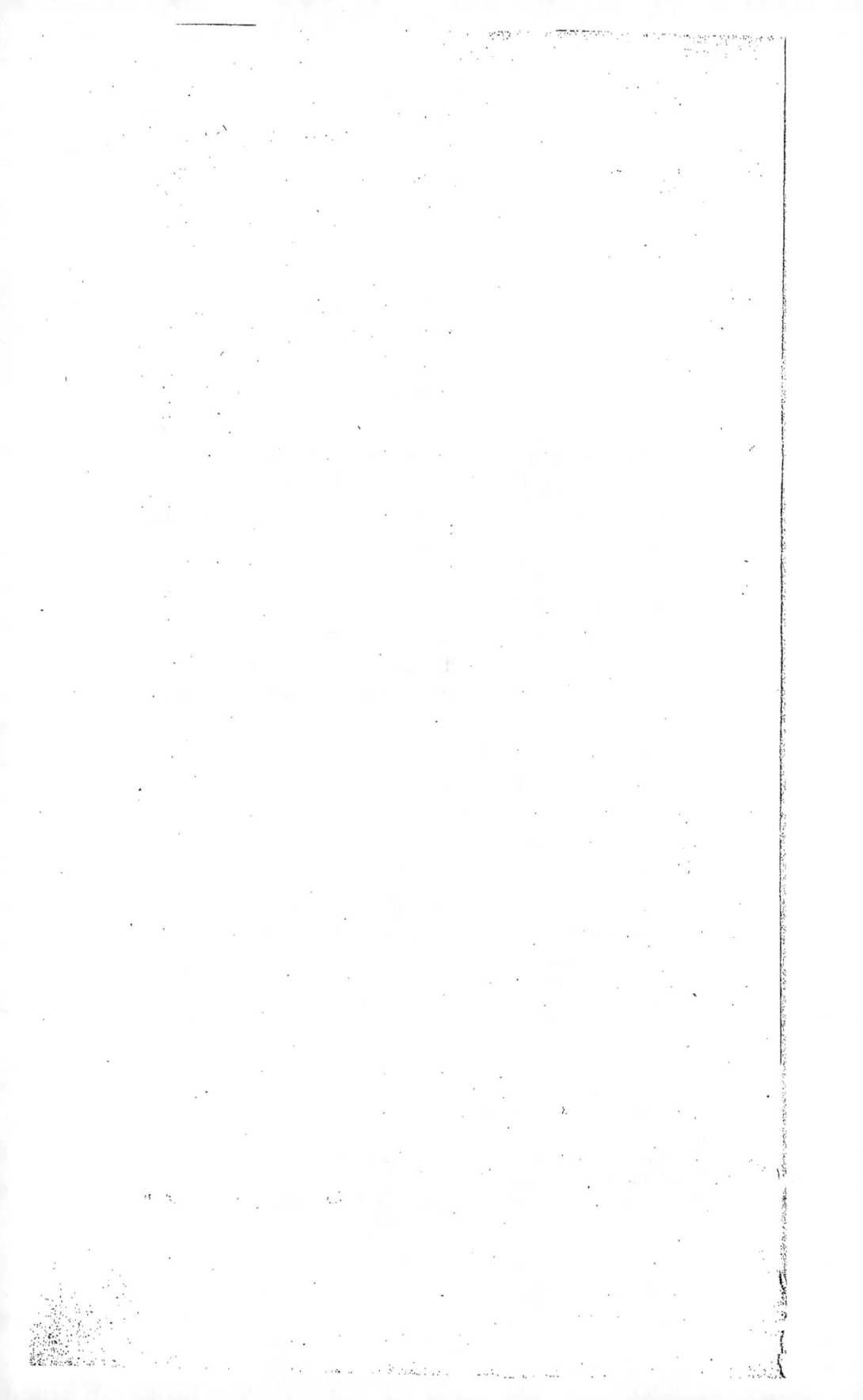

II.

Nouvelles recherches sur l'EXAMEN PHONOMÉTRIQUE DE LA POITRINE[1].

A la fin de l'année 1872, les *Archives allemandes de méde-cine clinique* ont publié un Mémoire du Dr Hermann Baas, intitulé : *Examen phonométrique de la poitrine et de l'abdomen dans l'état de santé et de maladie*[2].

Dans ce travail, l'auteur décrit minutieusement un nouveau procédé d'examen physique de la poitrine et de l'abdomen ; il applique un diapason vibrant sur les différentes parties du corps, et, du renforcement ou de l'affaiblissement du son, il déduit des renseignements précis sur l'état physique des parties sous-ja-centes.

Guttmann[3] a un peu plus tard repris la même question dans un travail que je ne connais que par l'analyse donnée dans la *Revue des sciences médicales*[4]. Il paraît du reste être arrivé aux mêmes conclusions que Baas.

Ces conclusions, il faut le reconnaître, n'étaient pas de nature à encourager de nouvelles études dans cette direction. Baas con-cluait que la phonométrie est une méthode entièrement paral-lèle à la percussion, que les résultats des deux méthodes sont absolument semblables ; en d'autres termes, la phonométrie, comme on l'a dit, fait double emploi avec la percussion. Gutt-

---

[1] Lu à la Société de médecine et de chirurgie pratiques, le 24 février 1874.

[2] H. Baas ; *Examen phonométrique de la poitrine et de l'abdomen, dans l'état de santé et de maladie.* (*Arch. f. Klin. med.*, B. XI, livr. 4, pag. 9.)

[3] Guttmann ; *Examen phonométrique de la poitrine et de l'abdomen.* *Klin. Wochenschr.*, n° 7. Berlin, 1873.

[4] *Revue des sc. méd.* de Hayem, tom. I, n° 2, pag. 672.

mann confirme ces données ; il reconnaît que la phonométrie ne donne jamais de renseignements autres que ceux de la percussion. Et comme, d'autre part, elle est inférieure à la percussion sur bien des points, c'est une méthode à abandonner.

Tout le monde a admis les conclusions des deux auteurs allemands, et on ne s'est plus, à ma connaissance, occupé de la question. En France notamment, rien n'a été publié à ce sujet.

Guidé par des idées théoriques que je développerai plus loin, j'ai éprouvé tout d'abord quelques difficultés à admettre le parallélisme entre la plessimétrie et la phonométrie. Il me semblait que toutes les matités ne devaient pas se ressembler vis-à-vis du diapason ; qu'une région mate avec exagération des vibrations thoraciques ne devait pas se comporter oomme une région mate avec absence des vibrations thoraciques. Je remarquai, en effet, que Baas ne fait pas la moindre mention de l'état des vibrations thoraciques dans les onze observations qu'il résume à la fin de son Mémoire.

C'est pour essayer de déterminer les rapports de la phonométrie avec l'état des vibrations thoraciques, que j'ai entrepris quelques recherches dans le service de la clinique médicale. Or ces recherches m'ont conduit à des résultats entièrement différents de ceux des savants allemands.

Les faits que je citerai tout à l'heure ne permettent plus d'admettre le parallélisme entre la plessimétrie et la phonométrie ; le diapason ne fait pas du tout double emploi avec la percussion.

Ce premier résultat nous a conduit tout naturellement à un second : il fallait modifier entièrement la théorie physique de la résonnance phonométrique.

Enfin, comme troisième conséquence, la phonométrie, ne faisant plus double emploi avec la percussion, se rapprochait de la perception des vibrations thoraciques, c'est-à-dire d'un phénomène quelquefois difficile à percevoir pour des raisons diverses, et dès-lors la phonométrie pouvait prendre une place parmi nos moyens physiques d'investigation dans certains cas qu'il s'agissait de déterminer.

Nos recherches nous paraissent donc de nature à modifier entièrement la manière d'envisager la phonométrie, ses résultats, sa théorie et ses avantages.

Comme les recherches de Baas ne sont connues en France que par de courtes analyses, je crois devoir commencer par résumer son travail, les conclusions auxquelles il arrive, les faits cliniques et les idées physiques sur lesquelles il les appuie.

I.

Quand on fait vibrer un diapason en le tenant à la main dans l'air, il rend un son de faible intensité que l'on ne perçoit qu'avec peine et en rapprochant son oreille de l'instrument. Si l'on place au contraire le diapason vibrant sur une table, ou mieux encore sur la table d'harmonie d'un violon ou d'un piano, le son devient fort, nettement perceptible à une assez grande distance. C'est là le phénomène physique de la résonnance.

Quand on place un diapason vibrant sur un corps quelconque, ce corps se met, lui aussi, à vibrer, et suivant sa nature il peut ainsi affaiblir ou renforcer le son primitif.

Ainsi, placez le diapason sur un morceau de bois compact et sans air, il sera affaibli ; placez-le sur une substance sans air et molle, comme du caoutchouc, le son sera éteint ; vous entendez moins que quand le diapason vibrait librement dans l'air.

Placez-le au contraire sur une table, sur une caisse d'harmonie, le son sera renforcé.

Donc, suivant le corps sur lequel vous placez votre diapason, le son est renforcé fortement, faiblement, diminué ou même éteint. Et l'on remarquera, ajoute l'auteur, que ce sont les corps contenant de l'air qui renforcent le son du diapason, tandis que les corps pleins l'éteignent.

On trouve dans le livre de Seitz-Zamminer une première application de ces phénomènes aux organes. Le diapason vibrant placé sur un poumon est manifestement renforcé ; le même instrument placé sur le foie est entièrement éteint.

Baas applique ces données à l'examen des organes chez l'homme

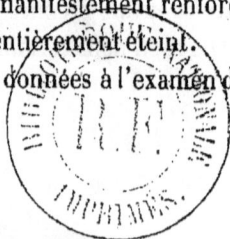

vivant. Le poumon n'est pas comparable à la masse d'air d'une caisse ou d'une boîte à une seule loge. C'est un espace cloisonné un nombre infini de fois; l'air y est là emprisonné comme il l'est dans de l'ouate ou du duvet. Dans ces circonstances, les phénomènes de résonnance se produisent bien aussi, mais ils ne se produisent que sur une région donnée et ne se propagent pas à toute la masse; de telle sorte que quand on explore avec le diapason une région de la poitrine, on n'a que la résonnance due à cette région même, et non celle de toute la cage thoracique. De là, la possibilité de comparer la résonnance du diapason dans les diverses parties du thorax et de l'abdomen.

On remarque en effet que si, après avoir mis en vibration les branches du diapason, on applique le diapason sur le sternum, le son est manifestement accru; si on l'applique sur la région hépatique, il est éteint. Entre ces deux termes extrêmes, la région cardiaque donne en général un résultat intermédiaire.

On arrive ainsi à distinguer trois espèces de résonnance : la résonnance forte, la résonnance faible et la résonnance nulle. Ces trois désignations correspondent à trois désignations plessimétriques parallèles : sonoréité forte, sonoréité faible, sonoréité nulle.

L'auteur passe alors en revue les différentes régions du corps à l'état sain; il note en ces différents points l'état de la résonnance du diapason, et il constate qu'il est entièrement parallèle à l'état de la sonoréité à la percussion de ces mêmes points.

Ce parallélisme se poursuit ensuite entièrement pour les cas pathologiques, à tel point que l'auteur, en faisant la comparaison, montre qu'on peut répéter textuellement pour la phonométrie tout ce qui a été dit ou écrit sur la plessimétrie; il n'y a qu'à changer sonoréité en résonnance. Et il conclut (pag 21) que, en tout et en détail, la phonométrie conduit exactement aux mêmes résultats que la percussion pour le calcul diagnostique.

De ce que ces deux méthodes donnent les mêmes renseignements, il ne faut pas conclure, ajoute-t-il, que l'une des deux est inutile et superflue ; car partout, mais surtout en médecine, deux procédés d'investigation appelés à se contrôler mutuellement ne doivent pas être négligés.

L'auteur identifie les deux méthodes même dans leur explication physique. Dans la percussion, le point de départ du son n'est, dans la vibration, ni du poumon seul, ni de la paroi seule; les deux agissent : le doigt et la paroi forment le son, et le poumon le renforce. C'est là, dit-il expressément, le siége propre de la résonnance, dans la percussion comme dans la phonométrie.

L'auteur termine enfin son Mémoire par un court résumé de onze observations destinées à mettre cliniquement en lumière le parallélisme entre les résultats de la percussion et ceux de la phonométrie.

II.

On voit que le Mémoire tout entier de Baas ne tend qu'à une chose : établir le parallélisme complet, absolu, entre la phonométrie et la percussion.

C'est là un premier fait qu'il m'a été impossible de vérifier.

Un mot du manuel opératoire employé : Baas s'est servi du diapason allemand à 440 vibrations doubles à la seconde; il l'applique, soit immédiatement quand il y a un os au-dessous, soit médiatement sur un plessimètre.

Je me suis constamment servi du diapason normal des musiciens français ; je l'applique toujours sur le plessimètre ordinaire. On voit que je me suis mis dans des conditions aussi complètement que possible semblables à celles où était Baas.

C'est en opérant de cette manière que dans un grand nombre de cas les résultats de l'examen phonométrique ne sont pas parallèles aux résultats de la percussion. Le fait suivant peut servir de type.

OBSERVATION. I. — Le 28 octobre 1873, au n° 37 de la salle Saint-Vincent, est couché un malade atteint d'épanchement pleurétique du côté droit.

En arrière, il y a une matité forte et égale sur toute la hauteur du côté malade. On applique le diapason vibrant à la base de ce côté; le son est complètement éteint. Si les conclusions de Baas étaient vraies, la matité étant égale sur toute la hauteur, l'absence de résonnance devrait aussi être égale sur toute la hauteur.

Or, il n'en est rien: dans le tiers inférieur, la résonnance est nulle ; mais dans le tiers moyen et supérieur, le son du diapason est renforcé et on n éteint.

Si l'on examine alors l'état des vibrations thoraciques, on constate qu'elles sont abolies à la partie inférieure, parfaitement perceptibles au contraire dans les deux tiers supérieurs. Si l'on y joint enfin les résultats de l'auscultation, on conclut que l'épanchement n'existe que' dans le tiers inférieur, qu'il s'est partiellement résorbé après avoir occupé tout le côté, et que la matité des parties supérieures n'est due qu'à une accumulation de fausses membranes.

Voilà un fait qui est entièrement contraire aux conclusions de Baas et de Guttmann : la percussion n'accusait aucune différence entre la partie inférieure et la partie supérieure du côté, l'examen phonométrique en révèle une très-nette, puisqu'en bas il n'y a pas de résonnance, en haut il y en a.

Dans ce fait-là donc, *les résultats de l'examen phonométrique ne sont pas parallèles aux résultats de la percussion; ils paraissent correspondre plutôt à l'état des vibrations thoraciques*. La phonométrie sépare les matités en deux catégories et se comporte différemment dans les matités avec conservation des vibrations, et dans les matités avec abolition des vibrations thoraciques.

Et le fait observé n'est pas isolé.

OBSERVATION II. — Le 23 décembre 1873, est couché au n° 30 de la salle Saint-Vincent un homme atteint d'un vaste épanchement pleurétique occupant tout le côté gauche. Sur toute la hauteur de ce côté, la matité est absolue, l'absence des vibrations thoraciques complète et la résonnance du diapason entièrement nulle.

On applique un large vésicatoire à la base de ce côté.

Le 30 décembre, la matité persiste sur toute la hauteur, mais la respiration est perçue et les vibrations thoraciques sont revenues dans la moitié supérieure. Le diapason appliqué dans la partie inférieure est entièrement éteint, mais la résonnance est revenue dans les parties supérieures.

Voilà donc un second cas, entièrement parallèle au précédent, qui prouve nettement que les résultats de la phonométrie ne sont pas toujours identiques à ceux de la percussion, puisque nous avons vu sous nos yeux, sous l'influence d'un vésicatoire, la résonnance revenir, alors que la matité persistait. Notons que, cette fois encore, le retour des vibrations thoraciques a coïncidé avec le retour des résonnances, et que le parallélisme de ces deux ordres de phénomènes s'accuse par conséquent de plus en plus.

Nous citerons encore un dernier fait du même ordre, tendant à la même démonstration.

OBSERVATION III. — Le 23 décembre 1873, est couché au n° 15 de la salle Saint-Lazare un homme qui présente un épanchement pleurétique double; l'épanchement est partielle- ment résorbé du côté droit, il est très-abondant à gauche. A gauche, matité absolue, absence de vibrations thoraciques, résonnance nulle; à droite, matité avec diminution seulement des vibrations thoraciques, un peu de résonnance du diapason (moins qu'à l'état sain, mais plus que du côté gauche).
Le parallélisme continue donc à se montrer nettement entre la résonnance du diapason et l'état des vibrations thoraciques, tandis que rien n'établit le parallélisme avec les résultats de la percussion.
Quelques jours après, chez le même malade, l'épanchement était entièrement résorbé à droite; les vibrations thoraciques et la résonnance du diapason étaient entièrement revenues, quoiqu'il persistât encore un certain degré de submatité.

De cette première série de faits, nous pouvons légitimement conclure que, pour les épanchements pleurétiques du moins, les propositions des savants allemands ne se vérifient pas. Il y a des matités avec résonnance du diapason, et des matités sans réson- nance; cela dépend de la cause de la matité. Si la matité est due à l'épanchement lui-même, il n'y a pas de résonnance; mais si l'épanchement est résorbé et que la matité soit due à une accumulation de fausses membranes dans la plèvre, il y a résonnance. Or, dans le premier cas il y a absence de vibra- tions thoraciques, dans le second elles sont conservées.

Donc, pour ce qui concerne les épanchements pleurétiques, les résultats de l'exploration phonométrique ne sont pas parallèles aux résultats de la plessimétrie, mais correspondent exactement à l'état des vibrations thoraciques.

Ces conclusions ne s'appliquent pas seulement aux épanchements pleurétiques.

OBSERVATION IV. — Le 31 décembre 1873, est couché au n° 12 de la salle Saint-Vincent un homme atteint de pleuro-pneumonie à gauche, survenue dans la convalescence d'une fièvre typhoïde ; en même temps, congestion bronchique généralisée.

A droite, râles sous-crépitants et muqueux répandus ; à gauche, matité sur toute la hauteur ; à la base, absence de la respiration ; au-dessus, souffle tubaire.

A droite, résonnance faible du diapason ; à gauche, à la base, résonnance nulle ; au-dessus, au niveau du souffle, résonnance.

Le 3 janvier 1874, la pneumonie est résolue ; l'épanchement pleurétique a augmenté de quantité. Sur toute l'étendue de l'épanchement, résonnance nulle ; au-dessus, résonnance comme du côté sain.

On ne peut pas examiner l'état des vibrations thoraciques, à cause de la faiblesse extrême du malade, qui ne peut pas parler haut.

Voilà une nouvelle matité qui conserve cependant la résonnance phonométrique, et elle n'est pas due à des fausses membranes pleurales ; elle est due à une pneumonie (hépatisation rouge). Nous n'avons pas pu explorer l'état des vibrations thoraciques, à cause de la faiblesse extrême du malade. Mais cette circonstance même prouve l'utilité de l'exploration phonométrique, comme nous le dirons plus tard ; et quant à notre démonstration, nous pouvons admettre, je crois, que si le malade avait pu parler, les vibrations auraient été au moins conservées, comme cela arrive dans toutes les pneumonies.

Du reste, cette constatation que nous n'avons pas pu faire dans ce cas, nous l'avons faite dans l'observation suivante.

OBSERVATION V. — Le 18 février 1873, est couché au n° 13 de la salle Saint-Vincent un homme atteint de pleuro-pneumonie à gauche. Cette pleuro-pneumonie, développée sur un organisme profondément débilité par de très-mauvaises conditions hygiéniques antérieures et des excès alcooliques probables, n'est pas résolue au douzième jour de la maladie, quoique la fièvre et les symptômes généraux se soient amendés. Il y a eu du reste aussi une complication intermittente que le sulfate de quinine a enrayée, mais qui a pu contribuer à retarder la résolution.

À ce moment, il y a de la matité sur toute la hauteur du côté gauche; en arrière, on entend du souffle dans les deux tiers supérieurs. Dans la moitié supérieure, les vibrations sont parfaitement conservées, exagérées même; à la base, au contraire, elles sont fortement diminuées, presque abolies. Épanchement pleurétique à la base: induration pneumonique au-dessus. Examen phonométrique: résonnance du diapason dans la moitié supérieure; absence complète de résonnance à la base.

Ainsi, ici la démonstration est encore complète; les résultats de la percussion sont identiques sur toute la hauteur du côté gauche, tandis que ceux de la phonométrie sont très-différents en haut et en bas, et les différences sont en parallélisme complet avec celles que présente la perception des vibrations thoraciques.

Et ce qui est vrai de la pneumonie aiguë en plein cours d'évolution et de la pneumonie aiguë non résolue, est également vrai de la pneumonie chronique, ainsi que le démontre le fait suivant.

Observation VI. — Dans le cours de décembre 1873, est couché au n° 15 de la salle Saint-Vincent un homme atteint de pneumonie droite passée à l'état chronique. Il y a de la matité autour de l'angle de l'omoplate, avec souffle et conservation des vibrations. Résonnance moyenne du diapason en ce point égale à celle du côté sain.

Ce que nous avons conclu de nos trois premiers faits n'était donc pas spécial aux épanchements pleurétiques; cela s'applique également aux pneumonies. Dans les pneumonies, nous constatons aussi que les matités avec conservation des vibrations maintiennent la résonnance du diapason, tandis que les matités avec absence des vibrations suppriment toute résonnance phonométrique.

Nous avons poursuivi la démonstration dans un autre ordre de lésions qui donnent également lieu à des matités avec conservation ou exagération des vibrations: les lésions de la tuberculose au premier degré. Ici les résultats sont au moins aussi probants que les précédents, et nous verrons tout à l'heure qu'ils ont une importance pratique plus grande.

OBSERVATION VII. — Le 31 décembre 1873, est couché au nᵒ 9 de la salle Saint-Charles un homme qui présente tous les signes d'une tuberculose au début, au sommet droit. Sous la clavicule droite, forte submatité avec craquements secs ; les vibrations sont augmentées. Le diapason résonne plus fortement sous la clavicule droite que sous la clavicule gauche.

Le fait est ici tout aussi probant que les précédents. Le sommet droit est mat par rapport au sommet gauche, et cependant la résonnance du diapason est plus forte à droite qu'à gauche. La contradiction est flagrante avec les conclusions de Baas. Les résultats de la phonométrie ne confirment pas du tout les résultats de la plessimétrie ; ils concordent au contraire toujours avec l'état des vibrations thoraciques.

Nous avons eu occasion de constater les mêmes phénomènes dans le cas suivant.

OBSERVATION VIII. — Le 31 décembre 1873, est couché au nᵒ 9 de la salle Saint-Lazare un douanier atteint de tuberculose au début, sous la clavicule droite. En ce point, forte submatité et craquements secs. Il est impossible de percevoir nettement l'état des vibrations thoraciques dans l'un et l'autre creux sous-claviculaire. La résonnance du diapason est plus forte au sommet droit qu'au sommet gauche.

Ici encore, la résonnance phonométrique est plus forte là où la sonoréité est plus faible. Nous ne pouvons pas la comparer à l'état des vibrations thoraciques, puisque nous n'avons pas pu les percevoir; mais tout fait présumer que si on les avait perçues, elles auraient été plus fortes au sommet droit qu'au sommet gauche.

Au second degré de la phthisie pulmonaire, les choses ne se passent plus de la même manière. On sait en effet que quand les tubercules se ramollissent, les vibrations thoraciques sont plutôt diminuées qu'augmentées. Le cas suivant nous prouve qu'il en est de même de la résonnance du diapason, et il nous montrera de plus que la phonométrie peut, dans certains cas, suppléer aux vibrations thoraciques, qui ne sont pas toujours perceptibles.

OBSERVATION IX. — Le 31 décembre 1872, est couché au n° 13 de la salle Saint-Vincent un homme atteint de tuberculisation pulmonaire au deuxième degré. Il y a de la submatité et des râles humides dans le creux sous-claviculaire droit. Enrouement très-accusé qui empêche d'apprécier l'état des vibrations thoraciques. La résonnance du diapason est diminuée sous la clavicule droite, plus faible qu'à gauche.

Au troisième degré de cette même maladie, les résultats sont variables. Quand il y a une excavation un peu éloignée de la paroi thoracique, les phénomènes dépendent de l'état de la partie du poumon interposée entre la caverne et la paroi costale. Si le poumon est sain (ce qui est rare), la résonnance est à peu près normale ; s'il est congestionné, s'il y a des râles humides dus à cette congestion ou à des tubercules ramollis, la résonnance est diminuée ; les choses se passent comme au second degré, comme l'indique notre Observation IX. Lorsque, au contraire, la paroi de l'excavation est indurée, scléreuse, et qu'en même temps il y a continuité entre cette paroi et la paroi thoracique elle-même, nous retombons dans les cas d'induration pulmonaire ou pleurale, et la résonnance est conservée (quoique la sonoréité soit diminuée). C'est ce que démontre le fait suivant.

OBSERVATION X. — Le 23 décembre 1873, est couchée au n° 10 de la salle Sainte-Marie une femme atteinte de phthisie pulmonaire au troisième degré. Il y a sous la clavicule gauche une forte matité ; on perçoit des râles humides, des gargouillements et un souffle profond. C'est une lésion pulmonaire avec participation de la plèvre : excavation avec coque fibreuse, épaisse et sans lame pulmonaire saine interposée entre la paroi thoracique et l'excavation. La résonnance du diapason est conservée de ce côté (malgré la matité); elle est un peu diminuée par rapport au côté droit, mais cette diminution est sans aucun rapport avec la diminution de sonoréité.

D'après tous les faits que nous venons de rapporter, je crois permis de déduire les deux conclusions suivantes, entièrement différentes des idées admises jusqu'à ce jour sur cette question.

1. Les résultats de l'examen phonométrique de la poitrine ne sont pas parallèles à ceux de l'examen plessimétrique ; il y a des

matités avec résonnance du diapason, et des matités avec résonnance nulle.

2. Si les résultats de la phonométrie semblent parallèles à un
autre mode d'exploration, c'est à l'examen des vibrations thoraciques : quand les vibrations thoraciques sont conservées ou
augmentées, il y a résonnance du diapason ; quand les vibrations
thoraciques sont éteintes, la résonnance est nulle.

III.

Ce que nous avons constaté cliniquement, nous devons maintenant essayer de le justifier et de l'expliquer physiquement.
Baas a cherché lui-même à appuyer ses conclusions sur des ex-
plications physiques qu'il faut d'abord réfuter.

Le parallélisme qu'il prétend avoir constaté cliniquement
entre la percussion et la phonométrie, il cherche à le retrouver
et à le démontrer physiquement.

Dans la percussion comme dans la phonométrie, dit-il, on
produit un son au contact de la paroi thoracique, les vibrations
se communiquent à cette paroi même, qui les transmet à la cage
thoracique, et cette cage renforce le son avec des qualités différentes suivant la nature du contenu. Dans la percussion, le son
est produit par le choc du doigt ; dans la phonométrie, il
est produit par le diapason vibrant ; à part cette différence,
toute de détail, les conditions sont exactement les mêmes. La
plessimétrie, comme la phonométrie, est un phénomène de résonnance, et il y a, au point de vue physique, un parallélisme
complet entre ces deux modes d'investigation.

On peut dire nettement que ce raisonnement pêche entièrement par la base. Dans la phonométrie, c'est bien un phénomène de résonnance pure ; mais dans la percussion, les choses
se passent tout différemment. Un son mat ne diffère pas d'un
son clair, comme un son renforcé diffère d'un son faible ; le son
mat a un timbre tout à fait différent, et surtout une hauteur
entièrement différente de celle du son clair. Ainsi, le son mat
est plus haut, plus aigu que le son clair. C'est donc un son en-

tièrement différent par sa nature et son essence même, et non pas seulement par son intensité.

Pour le diapason, au contraire, quelle que soit la région sur laquelle vous le posez, le son est toujours le même, il a toujours la même hauteur, c'est toujours le son même du diapason. Et la différence du résultat ne vient absolument que de la différence de renforcement.

En d'autres termes, si les sons résultant de la percussion diffèrent entre eux par la hauteur (nombre des vibrations), les sons résultant de la phonométrie diffèrent entre eux par l'intensité (amplitude des vibrations).

Dans la percussion, voici ce qui se passe : le doigt ou le marteau, en frappant sur le plessimètre, produit un bruit ; il ne produit pas un son musical défini et invariable, comme le diapason ; c'est un bruit, c'est-à-dire une réunion de sons entre lesquels la poitrine peut en quelque sorte choisir pour renforcer telle ou telle note. Et c'est ce qui arrive : la poitrine normale, n'ayant pas la même disposition que la poitrine malade, ne renforce pas le même son, et par conséquent le son résultant sera différent dans les deux cas.

Tout le monde connaît aujourd'hui ces instruments de physique connus sous le nom de résonnateur. Ce sont des boules accordées pour une note donnée. On prend, par exemple, un résonnateur accordé à *sol*. Si on le place dans l'oreille, toutes les fois que cette note sera produite dans le voisinage, le résonnateur la renforcera, et vous arriverez ainsi à la distinguer dans un son complexe quelconque, dans le bruit le plus confus.

Voilà ce que fait la poitrine quand on la percute. Elle renforce sa note, et rien que sa note, qu'elle choisit dans le bruit complexe que fournit la percussion.

Pour avoir avec le diapason des phénomènes parallèles, il faudrait appliquer sur la poitrine des diapasons de différentes hauteurs donnant différentes notes, et chercher celui qu'une poitrine donnée renforce. On arriverait ainsi à déterminer musicalement la note de la poitrine que la plessimétrie donne moins exactement.

Mais dans l'application d'un seul et même diapason (comme

nous le faisons dans la phonométrie), la poitrine ne peut pas renforcer sa note; elle ne peut pas choisir; on ne lui en fournit qu'une. Elle ne peut pas en modifier la hauteur, elle ne peut qu'en modifier l'intensité; c'est ce qui arrive. Suivant la consistance et la nature du milieu, la poitrine donne une intensité plus ou moins considérable au son du diapason, et ces différences d'intensité constituent précisément les phénomènes de résonnance.

Ainsi, il n'y a aucune ressemblance, au point de vue physique, entre les phénomènes de la phonométrie et les phénomènes de la percussion; dans les premiers, il s'agit d'un simple phénomène de renforcement; dans les seconds, il y a une analyse de sons et une résonnance vraie.

Le parallélisme physique que Baas a voulu établir entre les deux modes d'exploration n'est donc pas plus fondé que le parallélisme clinique, que nous avons déjà réfuté.

Si nous cherchons au contraire à nous rendre compte du mécanisme de production des vibrations thoraciques, nous trouvons de grandes analogies avec les phénomènes de résonnance phonométrique.

On remarquera tout d'abord que pour les vibrations thoraciques comme pour le diapason, le son produit ne dépend pas de la poitrine; son renforcement seul en dépend. Il se produit dans le larynx, comme dans la phonométrie il se produit dans le diapason, et le thorax le transmet ou non en le renforçant. Quand un malade parle, sa voix est la même, qu'il ait une pneumonie ou un épanchement pleurétique; ce qui diffère seulement, c'est le renforcement qui facilite plus ou moins la transmission du mouvement vibratoire jusqu'à la main.

Voici comment on peut comprendre le mécanisme de production des vibrations thoraciques. Quand le malade parle, les vibrations des cordes vocales se transmettent à l'air situé au-dessous dans le larynx, la trachée et les grosses bronches. Le son est renforcé par cet espace plein d'air et plus ou moins comparable à une caisse de résonnance.

Ces vibrations, ainsi renforcées, sont alors transmises à travers le parenchyme pulmonaire et la paroi thoracique jusqu'à la main appliquée sur la poitrine. Je crois que les vésicules pulmonaires ne renforcent pas, à proprement parler, le son, que le parenchyme ne sert que de conducteur. Car, s'il en était autrement, les vibrations ne devraient pas augmenter quand les vésicules sont imperméables à l'air, quand le poumon est hépatisé.

Dans l'hypothèse que j'émets, tout s'explique au contraire bien : les vibrations produites par le larynx sont renforcées par la trachée et les grosses bronches, et de là elles sont transmises jusqu'à la main avec plus ou moins d'intensité, suivant le degré de conductibilité des substances interposées Quand le poumon est sain, il peut être comparé à une masse d'ouate ou de duvet, c'est-à-dire à une masse d'air segmentée par un très-grand nombre de cloisons. Or, c'est là un assez mauvais conducteur des vibrations ; aussi à l'état normal perçoit-on assez faiblement le phénomène. Quand, au contraire, le poumon est transformé en un seul bloc solide par un exsudat inflammatoire fibrineux (hépatisation rouge), sa conductibilité est bien augmentée. Tout le monde sait avec quelle facilité, en plaçant son oreille à l'extrémité d'une poutre, on perçoit le moindre bruit produit à l'autre bout. Il est donc tout naturel que dans la pneumonie les vibrations thoraciques arrivent plus facilement à la main que dans l'état sain, et c'est ce qui arrive. On sait, au contraire, que les liquides, tout en conduisant les sons, les conduisent mal ; ce sont de mauvais conducteurs des mouvements vibratoires, plus mauvais que l'ouate ou le duvet ; par suite, on comprend que quand un épanchement pleurétique s'interpose entre la main et les bronches, les vibrations soient diminuées.

Cette explication peut être appliquée point par point à la phonométrie. Le mouvement vibratoire, au lieu d'être produit à l'intérieur, est produit à l'extérieur, et il suit une marche inverse à travers le même milieu. Les vibrations vocales viennent des bronches à la main ; les vibrations du diapason vont de la paroi aux bronches, et là elles sont renforcées par la trachée et les grosses bronches. Voilà ce qui produit le phénomène de la résonnance.

On comprend que, suivant le degré de conductibilité des

substances interposées, les vibrations du diapason arrivent plus ou moins facilement à la caisse de résonnance, et par suite sont plus ou moins renforcées.

Ainsi, quand on interpose entre un diapason et sa caisse de résonnance une masse liquide, la résonnance est très-faible ou même nulle; quand, au contraire, on interpose une masse solide, la résonnance est complète.

La démonstration de ces phénomènes est classique dans les cours de physique. Sur une caisse de diapason, on visse un tube contenant de l'eau, et au-dessus de ce tube on fait vibrer un diapason ; le son est à peine renforcé et on ne l'entend qu'à une faible distance. Tyndall, qui fait cette expérience, y oppose la suivante : Dans une cave est placé un corps sonore (un piano sur lequel un artiste joue un morceau): on rattache ce corps sonore à l'amphithéâtre par une tige de bois; si on place une caisse de résonnance sur cette tige de bois, on entend les sons du piano comme s'il était joué à côté. Les solides conduisent donc très-bien les vibrations, tandis que les liquides les conduisent très-mal.

Ainsi, quand un diapason est séparé de sa caisse de résonnance, le renforcement varie essentiellement suivant la substance interposée ; il est très-fort si c'est un corps solide , il est très-faible ou même nul si c'est un corps liquide.

Or, c'est précisément là ce qui se passe dans l'examen phonométrique de la poitrine. Le diapason placé sur la paroi thoracique, voilà le corps vibrant ; la trachée et les bronches constituent la caisse de résonnance. Entre les deux est un milieu variable et constitué par le poumon, la plèvre et la paroi thoracique. Quand le poumon est sain, il y a résonnance ; quand il est hépatisé, remplacé par une masse solide, il y a résonnance encore; quand au contraire il y a du liquide (épanchement pleurétique), c'est-à-dire un mauvais conducteur, la résonnance est très faible et même nulle. Et cependant, dans les deux derniers cas, il y a de la matité.

Voilà les idées théoriques qui justifient entièrement et rendaient, on peut même dire nécessaires, les résultats cliniques consignés dans notre première partie. On peut les résumer de la manière suivante :

I. Dans la percussion, on produit un bruit, un son complexe, dans lequel la poitrine renforce la note qui lui correspond. Ainsi, les sons résultant de la percussion diffèrent par le timbre et par la hauteur.

Dans la phonométrie, au contraire, on produit un son toujours le même (celui du diapason), que la poitrine renforce avec plus ou moins de force. Ainsi, les sons résultant de la phonométrie diffèrent par l'intensité.

Donc, il n'y a, au point de vue physique, aucun parallélisme entre la percussion et la phonométrie.

II. Quand la voix est produite, les vibrations sont renforcées par la trachée et les bronches, et transmises avec plus ou moins de facilité à la main qui les perçoit, suivant la conductibilité du milieu interposé.

Quand le diapason vibre, les vibrations sont transmises à la trachée ou aux bronches, qui les renforcent, et cette transmission est plus ou moins facile suivant la conductibilité du milieu interposé.

Donc, on peut admettre, au point de vue physique, un parallélisme à peu près complet entre les données phonométriques et l'état des vibrations thoraciques.

On voit que les conclusions de cette étude physique sont entièrement identiques à celles de notre étude clinique.

IV.

Ainsi, nous pouvons conclure, au nom de la clinique et de la physique, que l'examen phonométrique donne des résultats qui ne sont pas parallèles à ceux de la percussion, et qui se rapportent à ceux des vibrations thoraciques. On peut formuler ce principe ainsi :

Le diapason vibrant se comporte différemment dans les diverses régions mates, suivant l'état des vibrations thoraciques ; quand ces vibrations sont diminuées ou abolies, la résonnance est diminuée ou nulle ; quand les vibrations sont conservées ou augmentées, il y a résonnance à des degrés divers (qu'il est souvent difficile de préciser).

Ces conclusions sont entièrement contraires à celles des savants allemands. On voit qu'elles peuvent conduire aussi à une appréciation toute différente des indications de ce moyen d'investigation.

La phonométrie, considérée comme identique à la plessimétrie, est un procédé inutile, à abandonner, parce qu'il fait double emploi avec une méthode à la portée de tous, et très-précise dans les résultats. Mais il n'en est plus de même de la perception des vibrations thoraciques ; c'est là un phénomène assez délicat, souvent difficile à percevoir.

Il y a certaines personnes dont on ne perçoit pas les vibrations thoraciques, même du côté sain de la poitrine ; un certain nombre de malades, par suite d'un enrouement, d'une aphasie ou d'une faiblesse générale extrême, sont dans l'impossibilité absolue de parler à haute voix, et par conséquent de faire percevoir les vibrations thoraciques. Nos Observations iv, viii, et ix notamment en sont des exemples. Dans tous les cas, l'examen phonométrique pourra avoir une véritable valeur. Enfin, je ferai remarquer que le phénomène des vibrations thoraciques est un phénomène tout subjectif, tandis que celui de la phonométrie peut être perçu simultanément par un assez grand nombre de personnes, ce qui n'est pas sans utilité pour la clinique.

La phonométrie a donc une valeur et peut donc prendre rang, dans une certaine mesure, parmi les moyens d'investigation de la poitrine.

Hâtons-nous d'ajouter cependant que ce mode d'exploration exige encore des perfectionnements pour devenir véritablement pratique : l'examen fait avec le diapason ordinaire normal donne des résultats très-faibles que l'on ne perçoit qu'avec une certaine difficulté et qui exige même une certaine habitude musicale. Une étude préalable est à faire : il faudrait chercher, dans la série des diapasons, celui dont le son correspond le mieux à la note de la poitrine, et par suite donne lieu aux résultats les plus nets.

Je tiens donc à le dire en terminant : la phonométrie, telle qu'elle est pratiquée aujourd'hui, ne peut pas être considérée comme un moyen d'investigation pratique ; mais tel n'était pas le but de mon travail. Le but essentiel de mes recherches était de contrôler les conclusions du savant allemand, et d'élucider, par suite, simplement un chapitre intéressant de physiologie pathologique.

III.

Observation de Fièvre typhoïde régulièrement traitée par la méthode de Brand, et suivie de mort.

Un fait isolé ne prouve rien contre une loi, dit-on d'une ma-nière générale ; et cela est vrai, sauf quand la loi a la prétention d'être *absolue*. L'absolu ne tolère pas d'exception, et un seul fait suffit à le détruire. Hâtons-nous donc de dire que c'est uniquement le caractère absolu de la méthode de Brand que nous essaierons de combattre. C'est contre ce caractère absolu que nous croyons de la valeur au cas que nous publions.

Jusqu'à aujourd'hui, on avait toujours cru qu'il n'y avait rien d'absolu en médecine. Quelle que fût la doctrine à laquelle on se rattachât, on reconnaissait toujours à l'être vivant un certain degré de spontanéité qui entraînait nécessairement de la contingence dans ses actes physiologiques ou morbides. On trouvait les divers malades si différents les uns des autres, qu'on n'aurait jamais osé poser des règles qui dussent s'appliquer à tous.

On reconnaissait aussi que les mêmes maladies changent singulièrement de nature suivant l'époque, le climat et tant d'autres conditions; on croyait qu'il ne suffisait pas que deux maladies aient la même étiquette pour entraîner le même traitement ; on croyait que deux épidémies de fièvre typhoïde pouvaient très-bien ne pas être semblables, et on ne se serait jamais hasardé à dire que ce qui avait réussi dans tel cas réussirait nécessairement et toujours dans les autres cas. En un mot, on ne connaissait pas de traitement, quelque spécifique qu'il fût, qui n'eût ses indications et ses contre-indications.

Aujourd'hui on a changé tout cela : la médecine entre dans une voie toute nouvelle, véritablement mathématique ; on pose, pour le traitement de certaines maladies, des lois absolues d'une vérité tout aussi incontestable que les axiomes de la géométrie.

Toute fièvre typhoïde traitée régulièrement, dès le début, par l'eau froide, sera exempte de complications et guérira, dit Glénard exposant la méthode de Brand. C'est une méthode *infaillible*, qui ne reconnaît ni *indications*, ni *contre-indications*, et conduit *fatalement* à la guérison.

On accusera peut-être les doctrines rétrogrades dans lesquelles j'ai été élevé ; mais j'avoue que j'aurais eu beaucoup de peine à écrire une phrase pareille, même en présence d'une expérimentation répétée. *Toujours* et *jamais* sont deux mots que je croyais complètement exclus du dictionnaire médical. Un remède qui guérit nécessairement, je n'en connais encore aucun. La nécessité et l'absolu, dans une science contingente et relative comme la science biologique, c'est une donnée qui me dépasse.

Remarquez même que non-seulement une donnée pareille transformerait la médecine, mais elle la détruirait. Prenez la méthode de Brand, et sans exagération aucune je déclare que le médecin peut se passer de voir son malade : il envoie un aide, un nfirmier, un domestique ; il suffit qu'il sache lire un thermomètre et administrer un bain. Il trouve plus de 38°,5 ; cela suffit : il n'y a ni à ausculter, ni à palper, ni à examiner la langue, etc. Rien ; tout cela est parfaitement inutile. Il a 38°,5 ; cela suffit largement, plongez-le dans le bain. Rédigez et écrivez en lettres d'or, comme le veut Glénard, la formule de la méthode, et c'est fini ; toute famille peut traiter elle-même. «*Il n'y a plus à compter des septénaires, à peser les symptômes, à supputer les chances de salut ; le malade guérira*». (Glénard, pag. 23.)

Le thermomètre, que l'on a dit suffire au diagnostic de la fièvre typhoïde, suffit maintenant à indiquer son traitement. C'est une véritable révolution médicale.

Rien de plus séduisant assurément qu'une pareille doctrine, si elle est vraie ; — rien de plus dangereux aussi, si elle ne l'est pas.

Aussi croyons-nous qu'il est du devoir de tout médecin de tenir le public au courant des résultats qu'il a obtenus de cette méthode, quel que soit le nombre de cas observés et quelle que soit l'issue du traitement. Ce devoir s'impose encore plus positif aux médecins placés à la tête des hôpitaux de clinique, dans les services où la présence d'un public intelligent et compétent rend plus utile et plus facile en même temps la régulière application d'une médication nouvelle.

C'est pénétré de cette idée, que M. Vignal, actuellement chargé du service de la clinique médicale, a cru devoir employer la méthode de Brand dans un cas de fièvre typhoïde incontestable, dans laquelle l'autopsie est venue malheureusement confirmer le diagnostic. C'est un devoir véritable, je crois, que remplit aujourd'hui M. Vignal, en faisant connaître au public médical un fait qui, en détruisant les conclusions de Brand, vient démontrer une fois de plus qu'il n'y a rien et qu'il ne peut rien y avoir d'*absolu* en médecine.

OBSERVATION.

Gourdon, âgé de 21 ans, soldat au 122e de ligne, entre, le 10 avril 1874, à l'hôpital Saint-Éloi, où il est couché salle Saint-Lazare, n° 16, clinique médicale, service de M. Vignal.

Le diagnostic porté par le médecin du corps est «embarras gastrique, léger état typhique». Dès son entrée, la température, très-élevée, oscille entre 40 et 41°. L'état typhique ne se prononce nettement que quelques jours après son entrée.

Le 16 avril, jour où l'on commence à appliquer la méthode de Brand, le diagnostic fièvre typhoïde est définitivement posé : l'état typhique est très-net. Le malade, abandonné dans le décubitus dorsal, a l'air absorbé; les dents sont fuligineuses, les narines pulvérulentes. Il y a une éruption de taches rosées parfaitement nette. Diarrhée assez abondante ; selles involontaires. La poitrine est remplie de râles bronchiques, râles sous-crépitants à droite. La maladie est au 8e ou 9e jour. La température a été de 40°,5 la veille au soir; elle est de 39°,5 le matin. Il y a eu du délire dans la nuit ; le pouls est dicrote.

A 9 heures du matin, le malade a 39°,3 de température, 100 pulsations et 40 respirations. On le plonge dans un bain à 20°, et pendant les quatre premières minutes on l'arrose avec

4

de l'eau à 10°. Le malade pousse de petits gémissements ; il se plaint bientôt d'avoir froid. On lui fait boire de l'eau froide dans le bain. Après les cinq premières minutes, on le masse. On reprend les affusions dans les trois dernières minutes du bain, qui dure en tout un quart d'heure. On le remet au lit en suivant point par point les indications de Glénard. C'est le *Lyon médical* à la main que l'on suivait le traitement.

Après le bain, le malade a les yeux mieux ouverts ; il répond bien qu'il a froid, il sort la langue. Le pouls est tombé à 88 pulsations ; les respirations sont tombées à 32, et la température à 35°,8. Trois quarts d'heure après la sortie du bain, la température est remontée à 38°,5.

A midi :

Avant le bain......	40°,4	108	40
Après —	36°,1	112	40

A 3 heures après midi :

Avant le bain......	40	104	36
Après —	36,1	100	32

A 6 heures du soir :

Avant le bain......	39,3	100	36
Après —	36	104	32

A 9 heures du soir :

Avant le bain......	40	96	40
Après —	36,5	100	36

A minuit :

Avant le bain......	39,8	96	44
Après —	36	92	40

A 3 heures du matin :

Avant le bain......	39,1	94	36
Après —	36,4	92	40

A 6 heures du matin :

Avant le bain......	39,2	92	36
Après —	36,3	100	36

Le 17 avril, dixième jour. — Amélioration incontestable de l'état typhique. Dès hier après-midi, il répondait beaucoup mieux ; la figure était plus éveillée ; ce matin, il a les yeux bien ouverts et les promène autour de lui. Il y a eu une selle involontaire dans le premier bain ; depuis lors, pas d'autre selle. L'éruption paraît plus développée.

Les phénomènes pectoraux ne se sont pas du tout amendés: râles sous-crépitants très-accusés dans le côté droit, plutôt augmentés que diminués. — Continuez le traitement.

A 9 heures du matin :

Avant le bain......	38°,1	88	36
Après —	34,9	96	40

A midi :

Avant le bain......	38,7	96	32
Après —	36,3	96	36

A 3 heures :

Avant le bain......	39,3	92	40
Après —	36	96	40

A 6 heures :

Avant le bain......	39,8	96	40
Après —	36,1	96	40

A 9 heures du soir :

Avant le bain......	39,2	100	40
Après —	36,3	—	—

A minuit :

Avant le bain......	39	—	—
Après —	35	—	—

A 4 heures du matin :

Avant le bain.	39,4	—	—
Après —	35,8	—	—

Le 18, onzième jour. — L'état typhique, toujours très-nettement amélioré après chaque bain, se prononce de nouveau
avant le bain suivant.

Les phénomènes thoraciques se sont considérablement aggra-
vés. Hier après-midi, déjà on percevait, outre les signes
anciens, des frottements pleuraux et des râles sous-crépitants
très-fins à la partie externe et inférieure du côté droit. Ce matin,
il y a un souffle tubaire des plus accusés, pleuro-pneumonie
à la base du côté droit.

On continue cependant le traitement.

A 9 heures du matin :

Avant le bain......	39,4	104	45
Après —	36,2	100	44

A midi, il se déclare une hémorrhagie par une oreille; l'infirmier ne donne pas ce bain-là (c'est le seul qui ait manqué). A
3 heures de l'après-midi, le traitement est repris. A ce moment-
là, rien de nouveau pour les phénomènes nerveux, mais les
accidents thoraciques prennent une importance de plus en
plus effrayante : pneumonie double.

On continue le traitement.

A 3 heures de l'après-midi :

Avant le bain......	40,9	140	52
Après —	36,4	120	48

A 6 heures du soir :

Avant le bain......	39	108	44
Après —	36,2	96	40

A 9 heures du soir :

Avant le bain......	39,5	—	—
Après —	35,5	—	

A minuit :

Avant le bain......	38,8	—	—
Après —	35,5	—	—

L'asphyxie fait de rapides progrès pendant la nuit, et le malade y succombe le 18, à 3 heures du matin.

L'autopsie montre les lésions parfaitement caractérisées de la fièvre typhoïde à la première période, avant l'ulcération, sur une étendue de 1 mètre environ avant la valvule iléo-cœcale. Ganglions engorgés ; rate volumineuse.

Dans la poitrine: liquide dans la plèvre droite en petite quantité; tout le lobe inférieur et la moitié inférieure du lobe moyen du poumon droit sont carnifiés; même état de la partie inférieure du poumon gauche. Le reste des deux poumons est congestionné et emphysémateux.

Voilà le fait qui, dans toute sa brutalité, me paraît démontrer que la méthode de Brand elle-même a ses contre-indications.

Un homme nous est entré à peu près dans l'état de celui que Glénard prend comme cas type. Malade depuis une huitaine de jours, il est soumis exclusivement à la méthode de Brand: les accidents nerveux s'améliorent considérablement, mais les accidents thoraciques prennent une gravité exceptionnelle, et le malade succombe à l'asphyxie résultant d'une pneumonie double.

Il ne faut pas craindre de le dire, la méthode de Brand, dans ce cas-ci, non-seulement n'a pas fait de bien, mais encore a certainement fait du mal. Il y a, je crois, de quoi donner à réfléchir aux praticiens sur les prétentions de la méthode à l'infaillibilité.

Qu'on ne m'objecte pas que le traitement a été institué trop tard : il l'a été au huitième ou neuvième jour. En tout cas, il l'a été dès que le diagnostic a pu être incontestablement posé. Si l'on traite avant d'être sûr du diagnostic, comment peut-on construire des statistiques ? Du reste, même institué trop tard, le traitement aurait dû retarder la mort; il l'a très-certainement précipitée. Au moment où le traitement a été institué, le pronostic était favorable, et quelques-uns d'entre nous faisaient déjà leurs réserves sur l'appui que la guérison d'un cas pareil apporterait à la méthode.— En trois jours de traitement, le malade était mort ! Et il succombait à une pneumonie double qui n'existait certainement pas au début, et qui s'est développée sous l'influence des réfrigérations périphériques !...

Une seule chose manque, c'est l'application de compresses glacées sur la poitrine. Le médecin qui a eu le courage de continuer le traitement malgré la pneumonie, n'a pas eu la hardiesse d'aller plus loin. Et, de bonne foi, peut-on croire que des applications de compresses glacées sur la proitrine eussent empêché le développement de ces pneumonies?

Que conclure de tout cela ?

La méthode de Brand a produit dans notre cas ce que nous avons vu cent fois se produire avec les affusions froides dans la fièvre typhoïde: une amélioration très-notable des phénomènes nerveux. Ceci est incontestable; mais dire que la méthode réfrigérante n'a pas de contre-indication, c'est une assertion que nous ne pouvons admettre, et contre laquelle notre observation paraît s'élever péremptoirement.

Je le répète en finissant, c'est exclusivement contre le caractère absolu des affirmations de Brand que je m'élève. Loin de moi la pensée de contester l'immense valeur de la méthode réfrigérante, que j'ai vue si souvent employée dans la fièvre typhoïde par M. Fuster, M. Pécholier, M. Hamelin, etc. Mais ce que je conteste, c'est l'infaillibilité de la méthode; je crois que cette médication, comme toutes les autres jusqu'à présent connues, a ses indications et ses contre-indications, et que par suite, même dans la fièvre typhoïde, le médecin ne peut pas encore être entièrement remplacé par un infirmier !

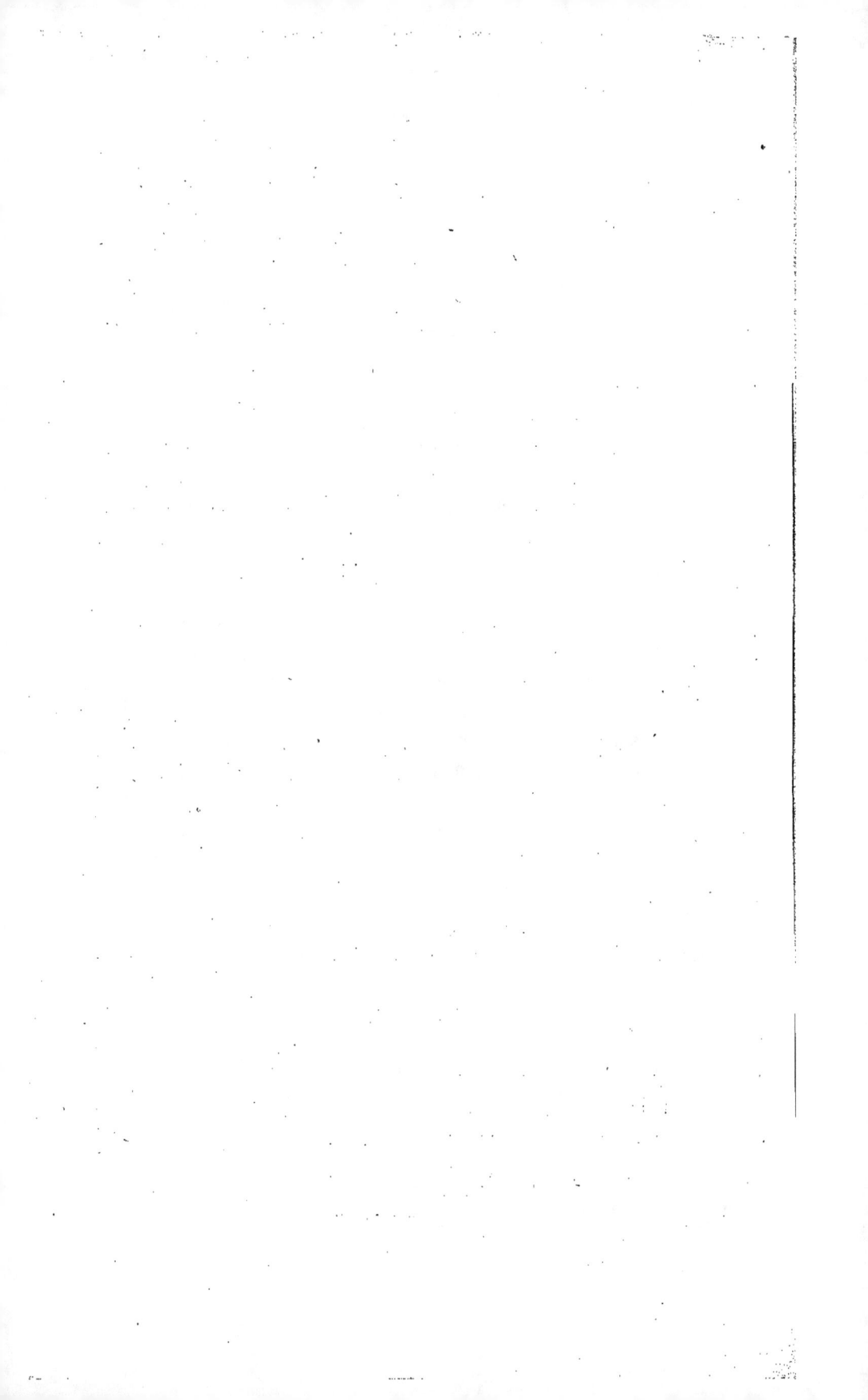

IV.

Étude clinique sur les Fluxions de poitrine de nature catarrhale.

Il est indispensable de préciser dès le début le sens des mot employés dans le titre de ce travail : le premier a besoin d'être ustifié, le second d'être défini. Rien de moins accepté en effet que le mot de fluxions de poitrine ; rien de moins compris que le mot de catarrhe.

I. Lorsqu'en 1860, M. Dupré consacra aux fluxions de doitrine catarrhales trois articles du *Montpellier médical*, restés classiques, il ne se dissimulait pas les objections auxquelles ces mots l'exposeraient. « En les lisant en tête de ce travail, disait-il, les uns accuseront, je le prévois, mes tendances rétrogrades, les autres y voudront voir, non pas seulement une erreur personnelle, mais les habitudes d'une École à laquelle on reproche, avec plus de persévérance que de justice, son immobilité, son opposition à tout progrès.... On reproche à ces mots d'être en opposition avec les progrès du diagnostic et les révélations de l'anatomie pathologique ; on les déclare indignes du langage de la science actuelle et tout au plus acceptables dans la bouche des gardes-malades [1]. »

Depuis cette époque, le diagnostic a fait de nouveaux progrès, l'anatomie pathologique a fait d'incessantes révélations, et cependant nous n'hésitons pas à maintenir le mot. Je dirai même que peut-être aujourd'hui l'opposition sera moins vive et moins générale dans le monde savant.

---

[1] Dupré; *Considérations cliniques sur les fluxions de poitrine de nature catarrhale*. (*Montpellier médical*, tom. IV, pag. 1. 1860.)

On n'est pas peu surpris en effet de rencontrer ce mot quelquefois même dans les ouvrages issus d'une autre École. « Pour ce dernier cas, dit A. Luton dans un des Dictionnaires récents, le mot de fluxion de poitrine exprime admirablement ce qui a lieu le plus ordinairement [1]. »

Ainsi, on accepte le mot, et quoiqu'on ne lui accorde peut-être pas entièrement le sens qu'il doit avoir, il est toujours bon de noter le fait, ne fût-ce que comme indice. Hâtons-nous d'ajouter cependant que si le public médical est moins éloigné de ces idées qu'il y a quinze ans, il ne les a pas encore acceptées: les articles *Fluxion* ne figurent pas dans les Dictionnaires récents [2]. Il est donc indispensable de résumer ici les motifs qui me font maintenir le mot de fluxion de poitrine.

Les mots de pneumonie, pleurésie, bronchite, etc., ne peuvent pas s'appliquer à la maladie que nous étudions. Et cela pour plusieurs motifs.

D'abord ils sont trop particuliers. Ainsi, la pneumonie est l'inflammation du poumon, la pleurésie celle de la plèvre, etc.; mais il est dans l'essence même de l'affection catarrhale de ne pas attaquer spécialement et exclusivement tel ou tel organe. En parcourant les observations que nous allons rapporter tout à l'heure, on verra qu'il n'y en a peut-être pas où un seul organe ait été atteint. Le poumon, les bronches, la plèvre, la paroi thoracique, tout cela est atteint simultanément ou successivement, et avec la nomenclature anatomo-pathologique il faudrait une phrase ou même une période pour énoncer un diagnostic que les trois mots «fluxion de poitrine» expriment parfaitement.

En second lieu, si la multiplicité des organes atteints justifie le mot général de poitrine, la multiplicité des processus anatomiques justifie le mot non moins général de fluxion.

On ne peut pas dire en effet que dans l'affection catarrhale il y ait toujours inflammation des organes atteints; nous revien-

[1] A. Luton ; Art. CONGESTION, in *Nouv. dict. de méd. et de chir. prat.*
[2] Voir notamment le *Dictionnaire* de Woillez et celui de Jaccoud, où au mot FLUXION on renvoie à l'article CONGESTION.

drons plus tard sur les mots de catarrhe et d'inflammation et sur leurs rapports, mais il est incontestable dès à présent que tantôt il y a de l'inflammation, tantôt il y a simplement de la congestion. Et même sur un même malade, un point ou un organe peut être le siége d'une véritable inflammation, alors qu'au même instant un autre point ou un autre organe ne présente que de la congestion. Le mot de fluxion est plus général et comprend seul à la fois les cas mixtes, où plusieurs processus se trouvent réalisés simultanément.

Si le mot de fluxion ne peut en aucune manière être remplacé par celui d'inflammation, il ne peut pas davantage être remplacé par celui de congestion.

La pleurodynie est un élément de fluxion de poitrine catarrhale, c'est souvent même un élément très-important; nous la verrons, dans une de nos observations, fournir une indication de premier ordre. Peut-on dire que ce soit une inflammation ou seulement une congestion des muscles? Rien ne le démontre, et le mot de fluxion, avec son sens général et un peu plus vague, est le seul qui s'applique, je crois, à tous les éléments.

J'emploie en effet le mot de fluxion dans son sens le plus large : une rupture, au profit d'un organe, de l'équilibre ordinaire de matière ou de force. Il y a une répartition physiologique des liquides et des mouvements organiques dans les diverses parties du corps. Que cette distribution cesse d'être régulière; qu'un organe devienne l'aboutissant d'un excès de liquides ou d'un excès de forces, il y a fluxion vers cette organe. On voit que le mot de fluxion s'applique non-seulement aux hyperémies, mais à bien des phénomènes d'hyperesthésie, douleur, trouble nutritif, sécrétoire, etc.

C'est le seul mot qui me paraisse s'appliquer à tous ces éléments si divers, et comme tous ces éléments si variés font partie essentielle de l'affection catarrhale, je ne puis pas désigner sa localisation pectorale par un autre mot que par celui de fluxion de poitrine.

Ce premier terme me paraissant justifié (et les observations que je rapporterai tout à l'heure confirmeront ma démonstration), je vais essayer de définir le second : «nature catarrhale».

II. Pour défendre la doctrine de l'affection catarrhale, que nous soutenons, l'époque est peut-être aussi plus favorable que celle où écrivait M. Dupré; la réaction contre les idées de l'École physiologique et anatomique est beaucoup plus avancée aujourd'hui qu'elle ne l'était alors, et elle est générale : elle ne s'observe pas seulement pour le catarrhe.

L'anatomie pathologique de notre siècle a eu l'immense tort de dévier une foule de mots de leur sens ancien, pour les faire servir à désigner des phénomènes nouvellement découverts. De là, des confusions contre lesquelles on paraît réagir aujourd'hui.

Rien de plus instructif à ce sujet que l'histoire du mot apoplexie. Dans son sens clinique ancien, l'apoplexie était inséparable de l'ictus, et voulait dire attaque. Quand on découvre la fréquence de l'hémorrhagie cérébrale dans l'apoplexie, on fait apoplexie synonyme d'hémorrhagie cérébrale. Puis, généralisant, on appelle apoplexie toute hémorrhagie parenchymateuse, pulmonaire ou autre; il n'y avait plus trace d'ictus, d'attaque, etc.[1]. Les contemporains réagissent et tendent à rendre au mot apoplexie le sens clinique primitif[2], qu'il n'aurait jamais du perdre.

Une évolution à peu près semblable s'est produite pour le mot catarrhe.

Jusqu'à Pinel et Broussais, il a désigné une maladie particulière ayant sa marche, son évolution, son traitement, plus particulièrement définis par son étiologie : c'est la doctrine développée par M. Fuster[3]. Les anatomo-pathologistes ont vu que très-souvent l'affection catarrhale se manifestait par une inflamma-

---

[1] Dans le Traité classique de Grisolle, le mot APOPLEXIE est pris dans ce sens-là.

[2] Voir notamment l'article APOPLEXIE de Schutzenberger, dans le *Dict. encycl. des sc. méd.*

[3] Fuster ; *Monographie clinique de l'affection catarrhale.* Montpellier, 1861.

tion légère des muqueuses avec hypersécrétion ; confondan
alors la lésion et la maladie, ils ont voulu définir l'une par l'autre,
et ont appelé catarrhe toute inflammation plus ou moins superficielle d'une muqueuse. C'est le sens que lui donnait l'École
physiologique ; c'est le sens que lui donnent encore les Allemands;
c'est le sens que lui laissent Jaccoud dans son *Traité de pathologie interne* et Luton dans l'article du *Nouveau Dictionnaire
de médecine et de chirurgie pratiques.*

Le catarrhe désigne alors une altération particulière des muqueuses, quelle qu'en soit la cause. Le mot catarrhe est entièrement dévié de son sens clinique primitif.

Une réaction semble se faire cependant. A peu près au même
moment, il y a deux ans, ont paru deux articles très-importants
sur le catarrhe et les affections catarrhales : celui de Brochin [1]
et celui de Bergeron [2] ; il y a une tendance évidente à revenir
au sens ancien, clinique et vrai du mot catarrhe.

Ainsi, Brochin analyse avec soin la monographie de M. Fuster
sur l'affection catarrhale, et dit nettement : «Nous verrons plus tard
tout ce qu'il y a de bon et de vrai à emprunter à cette doctrine [3]».
Et plus loin, parlant de la fièvre catarrhale, il dit expressément :
«Malgré les dénégations que pourraient nous opposer encore, peut-
être, quelques auteurs; malgré l'autorité en pathologie de Forget,
refusant leur autonomie propre aux fièvres catarrhales comme
aux fièvres bilieuses, qu'il faisait rentrer, ainsi que les anciennes
fièvres muqueuses, dans le moule commun de la fièvre typhoïde,
dont elles constituaient à ses yeux autant de formes particulières,
nous n'hésitons pas à admettre une fièvre catarrhale [4]....» Et
plus loin : «En un mot, la fièvre catarrhale, de même que la
fièvre bilieuse, est une de nos grandes pyrexies saisonnières; elles
participent, l'une et l'autre des constitutions médicales les plus
communes, dont elles forment un des caractères propres [5].»

[1] Art. CATARRHE, in *Dict. encycl. des sc. méd.*
[2] *Des affections catarrhales aiguës.* Thèse d'agrégation de Paris. 1872.
[3] *Loc. cit.*, pag. 223.
[4] Brochin; *loc. cit.*, pag. 234.
[5] *Loc. cit.*, pag. 235.

Quant à Bergeron, je cite en entier : «Si l'on voulait suivre les errements de l'École allemande, qui n'a fait en réalité dans cette doctrine que continuer silencieusement les traditions de l'École physiologique française, on n'éprouverait aucun embarras. Les affections catarrhales des muqueuses ne sont qu'une forme de l'inflammation des membranes muqueuses. Telle est la notion du catarrhe telle qu'elle s'impose à ceux qui ne voient la maladie que sur la table d'amphithéâtre ou dans le laboratoire du micrographe. Mais nous devons étendre et agrandir cette notion ; nous devons rassembler sous un même titre, grouper dans un même cadre, pour en étudier les caractères d'ensemble, ces affections générales ou locales qu'on désigne sous le nom d'*affections catarrhales*, qui atteignent presque toutes les muqueuses, ou bien se limitent à quelques-unes de ces membranes, mais qui ont toutes des caractères communs : inflammation avec hypersécrétion, réaction fébrile et troubles généraux hors de toute proportion avec l'intensité des lésions locales, et qui sont dues, dans leurs manifestations aiguës, à des *influences atmosphériques*, lesquelles nous échappent dans leur essence même ; mais ces influences n'en sont pas moins certaines[1].»

N'y a-t-il pas là bien des traits de notre affection catarrhale ? Notez, en passant, que dans l'historique le nom de M. Fuster n'est pas prononcé.

J'ai tenu à rapporter ces passages des deux publications les plus récentes et les plus parisiennes sur le catarrhe, afin de bien faire voir la tendance actuelle de l'École de Paris, qui peut bien ne pas citer les sources où elle puise, mais ne peut pas dissimuler les doctrines qu'elle subit.

Néanmoins, on remarque facilement que tous les auteurs sont en quelque sorte mal à l'aise dans les doctrines dont M. Chauffard a étonné les anatomo-pathologistes contemporains. C'est ainsi que Bergeron, après avoir repoussé le sens allemand du mot catarrhe, après s'être rattaché au sens étiologique et nosologique du mot, inscrit cependant en tête de son chapitre sur l'étiologie : «l'action

---

[1] Bergeron; *loc. cit.*, pag. 3.

directe des poussières et des gaz irritants ». Voilà les catarrhes qu'il rattache à des influences atmosphériques, qu'il trouve également produits par les irritations directes. Quel lien entre ces deux choses, que la lésion anatomique qu'il a repoussée tout à l'heure et abandonnée à ceux qui ne voient la maladie que sur la table d'amphithéâtre ou dans le laboratoire du micrographe?

Malgré eux, les principes reçus percent toujours. Habitués à définir les maladies par leur lésion anatomique, ils ne peuvent pas chercher derrière la lésion quelque chose de plus, la maladie, la nature. En dehors de cette notion, on ne peut pas comprendre l'affection catarrhale.

Pour nous, l'affection catarrhale est une maladie particulière, spéciale ; mais elle se sépare des autres par sa *nature*, nullement par ses *lésions*. Les lésions sont tantôt une sub-inflammation, tantôt des hypersécrétions, tantôt des névralgies simples, etc. Ce qui ne change pas, ce qui la fait *elle* et la sépare des autres maladies, c'est sa *nature*.

Et comment se caractérise la nature d'une maladie? On définit une espèce morbide, comme on définit une espèce animale, en décrivant sa naissance, sa vie et sa mort ; ses origines, son développement et sa fin ; son étiologie, sa marche et ses terminaisons.

Et la loi de subordination des caractères qui fait la base de la classification des êtres, doit présider à celle des maladies. De même que c'est dans la génération, dans les fonctions de reproduction, que l'on trouve les caractères les plus élevés de classification, de même c'est dans l'étiologie et dans la pathogénie que l'on trouve les signes distinctifs d'une maladie ; ensuite et secondairement on considère l'évolution, et enfin la terminaison. Aucune maladie ne peut être définie par une lésion, pas plus qu'elle ne doit l'être par un symptôme ; elle ne l'est que par un ensemble de signes qui doivent toujours être hiérarchisés dans l'ordre suivant : étiologie, marche et terminaison.

Quelle est donc l'étiologie qui caractérise l'affection catarrhale?

L'étiologie propre de l'affection catarrhale réside dans les variations atmosphériques. On a eu de la peine à admettre, dans ces derniers temps, l'action directe des perturbations atmosphériques, et, cédant en ce point aussi au courant général qui porte vers les fermentations, on a voulu attribuer les affections catarrhales à un ferment spécial, à une sorte de virus, de contagium[1]. Rien de plus bizarre, de moins démontré et de plus inutile que ce ferment.

Je ne sais vraiment pas pourquoi, à une époque où l'on admet presque que les êtres organisés sont le résultat de l'action combinée des milieux, on ne veut pas admettre que ces milieux modifient l'être vivant, que ses altérations et ses perturbations aient un certain retentissement sur la vie et sur la santé des individus.

L'homme est en échange continuel avec l'atmosphère, nonseulement de matière, mais de mouvements. On peut dire même que dans la santé il est en équilibre de mouvement avec l'atmosphère. Et vous ne voulez pas que quand la température varie brusquement de 20 degrés, quand la pression barométrique oscille brutalement, l'homme soit influencé, ses fonctions hygides en soient perturbées et une maladie en dérive !

Telle est précisément l'étiologie de l'affection catarrhale que M. Dupré a résumée dans une phrase bien connue de tous ! « L'affection catarrhale, considérée dans son étiologie, ne dépend ni du chaud, ni du froid, ni du sec, ni de l'humide, ni des vents du midi, ni de ceux du septentrion, ni des causes qui élèvent le baromètre, ni de celles qui l'abaissent : elle est produite par les alternatives de toutes ces conditions de l'air ; le passage du froid au chaud, de l'humidité à la sécheresse, etc., la produisent aussi bien que les changements inverses[2]. »

Voilà la doctrine de l'affection catarrhale et des constitutions médicales. Les variations atmosphériques, l'état de la saison ne sont pas susceptibles seulement d'imprimer telle ou telle forme à des maladies déjà existantes, comme semblent l'admettre cer-

---

[1] Voir Bailly ; in *Bulletin de l'Académie de médecine*, mai 1868; et la réponse de Chauffard, même recueil, février 1869.

[2] *Loc. cit.*, pag. 11 et 17.

tains auteurs[1], elles peuvent produire des maladies de toutes pièces; il y a des maladies purement et uniquement saisonnières, et l'affection catarrhale peut être considérée comme le type de ces maladies.

Je regrette de m'être étendu si longuement sur ces généralités, mais j'ai tenu à préciser la doctrine, qui est mal comprise par beaucoup. Car c'est cette doctrine qui trouvera, j'espère, une nouvelle application et une nouvelle démonstration dans les observations que j'ai à vous soumettre.

III. Arrivant à l'analyse de ces faits, résumons d'abord les données étiologiques qui justifient à nos yeux le nom que nous leur avons imposé; rappelons en deux mots la constitution médicale dans laquelle ces maladies se sont développées.

Je ferai remarquer tout d'abord que tous les cas observés ont éclaté et ont évolué pendant le mois de mars. Sauf le premier, qui s'est développé au mois de janvier et que j'ai voulu pour d'autres raisons rapprocher des autres, tous ces cas se sont produits sous l'influence des vicissitudes atmosphériques qui caractérisent le mois de mars. Le printemps est, à proprement parler, la saison de l'affection catarrhale.

Tout le monde sait que quand les saisons évoluent régulièrement, une affection particulière correspond à chacune de ces saisons; et, ce que l'affection bilieuse est à l'été, l'affection catarrhale l'est au printemps et à l'automne[2]. Le mois de mars est donc le mois par excellence des affections catarrhales, et l'on peut prévoir que les affections saisonnières qui se développent pendant ce mois-là seront des affections catarrhales.

Outre cela, le mois de mars 1874 a été plus catarrhal encore, si je puis me servir de cette expression. L'hiver avait été exceptionnellement doux; la fin de février avait été assez chaude, quand tout d'un coup survint un refroidissement rapide de l'atmosphère dont tout le monde se souvient.

---

[1] Voir Bernutz, article CONSTITUTION MÉDICALE, du *Nouveau Dictionnaire de médecine et de chirurgie pratiques*.
[2] Voir Fuster; *Des maladies de la France (passim)*.

Il n'y a qu'à jeter les yeux sur le tableau des températures, pour s'en rendre compte; j'ai mis en courbes les maxima et minima de température que M. le Directeur de l'école Normale a bien voulu me communiquer. On y voit des perturbations très-nettement accusées à partir du 26 février. La température, qui s'élève jusqu'à 16°, s'abaisse brusquement jusqu'à 0 et au-dessous. Le maximum s'abaisse lui-même à 4°. Puis tout remonte, et bientôt surviennent d'énormes oscillations qui occupent toute la fin du mois.

Comment de pareilles oscillations n'influenceraient-elles pas l'organisme et ne produiraient-elles pas des affections catarrhales?

C'est là, à proprement parler, une intempérie qui rentre dans la catégorie de celles qui exaltent les qualités atmosphériques régulières (Fuster). Il est vraiment extraordinaire qu'à une époque où l'on admet si bien l'influence des milieux sur la vie, où l'on consacre des volumes entiers à la science des milieux, à la mésologie [1], on veuille nier l'influence pathogénique des vicissitudes atmosphériques.

Chacun n'a qu'à se rappeler la série d'impressions pénibles éprouvées lors de ces oscillations thermométriques, pour comprendre le développement des cas pathologiques dont nous allons maintenant résumer l'histoire.

PREMIÈRE OBSERVATION.

Un jeune militaire entre le 3 janvier 1874 à l'hôpital Saint-Éloi, où il est couché à la clinique médicale, salle Saint-Lazare, 19, service de M. Hamelin. Pas de maladie antérieure.

La maladie actuelle a débuté il y a trois jours. Le 1er janvier au soir, il ressentit un frisson qui s'est renouvelé, depuis, un assez grand nombre de fois. La douleur n'apparaît dans le côté droit que le troisième jour, quand on le porte à l'hôpital. Pendant ces trois premiers jours, il se sentait brisé, courbaturé, etc.; tous ces phénomènes devenaient plus intenses le soir. Il a vomi spontanément une fois.

---

[1] Voir Bertillon, art. MÉSOLOGIE, in *Dict. encycl. des sciences médicales.*

A son entrée, fièvre (voy. Courbe[1] nº 1); douleur étendue dans le côté droit; souffle et quelques râles crépitants à la partie inférieure et externe du côté droit.

4 janvier, 4ᵉ jour. Fièvre très-intense; matité assez étendue à la base du côté droit; absence de vibrations à la base de ce côté (un peu d'épanchement). Souffle à la partie externe et postérieure. Crachats visqueux, un peu jaunâtres. — Bouillon; infusion chaude de mauve et tilleul.

5 janvier, 5ᵉ jour. Le malade sue beaucoup; fièvre toujours très-forte au-dessus de 40°. Absence de vibrations à la base du côté droit; augmentation dans le tiers moyen; souffle et râles sous-crépitants. Crachats visqueux, à limbe séreux très-étendu. Douleur de côté assez vive; dyspnée peu intense.

6 janvier, 6ᵉ jour. Mieux. Fièvre a diminué. Urine claire. Souffle presque complétement disparu. Nombreux râles sous-crépitants; quelques frottements. Crachats purement muqueux; quelques-uns encore un peu visqueux, avec limbe séreux.

7 janvier, 7ᵉ jour. Sueurs abondantes; chute de la température à 36°,5, et du pouls à 64.

11 janvier, 11ᵉ jour. —Résolution complète. Bon appétit. Alimentation graduelle; sort parfaitement remis.

Résumé. — Affection catarrhale débutant par des frissons répétés et un état général s'accompagnant, le troisième jour, d'un point de côté; pleuro-pneumonie à droite traitée par l'expectation; crise par les sueurs le septième jour.

OBSERVATION II.

Canut (Baptiste), âgé de 31 ans, maréchal-ferrant, né à Saint-Geniez (Aveyron), domicilié à Montpellier, entre le 5 mars 1874 à l'hôpital Saint-Eloi, où il est couché à la clinique médicale, salle Saint-Vincent, 22, service de M. Castan d'abord, de M. le professeur Dupré ensuite.

Antécédents personnels : Il aurait eu, il y a trois ans, en Prusse, une maladie analogue à celle-ci

La maladie actuelle a débuté le 2 mars. Exposé, par sa profession de forgeron, à des refroidissements fréquents, il éprouve ce jour-là des frissons répétés, et en même temps il ressent un point de côté à droite; il commence à tousser le soir du même

---

[1] Les Courbes seront reproduites dans le prochain numéro.

jour, et dès ce moment observe du sang dans ses crachats. A partir de ce moment, les frissons erratiques se répètent ; l'appétit disparaît entièrement ; le sommeil est agité, troublé par des rêvasseries dans lesquelles le malade croit toujours être au travail, etc. Un peu de diarrhée le troisième et le quatrième jour. Il entre à l'hôpital le 5 mars, 4ᵉ jour de la maladie.

A son entrée il accuse un point de côté sous le mamelon, s'irradiant en arrière ; cette douleur, diffuse dans le côté droit, est peu intense et n'est guère perçue que dans les grands mouvements de respiration et pendant la toux. Toux assez fréquente ; crachats jaunâtres. Matité et souffle limité à l'angle interne de l'omoplate à droite, avec bouffées de crépitations, quand le malade tousse. Pommette droite rouge, fièvre intense (voy. Courbe nᵒ 2).

6 mars, 5ᵉ jour. Mêmes signes physiques qu'hier ; légère matité circonscrite en arrière et à droite vers l'angle interne de l'omoplate ; souffle très-limité en ce point, et, quand il tousse seulement, quelques râles crépitants en bouffées. Langue sale, soif intense ; pas d'appétit ; diarrhée, ventre dur, un peu douloureux à la pression. Fièvre intense. Pouls facilement dépressible, à 108 ; 34 respirations.

> Potion : Ipéca............... 2 gram.
>   Quinquina......... 6 —
> Faire infuser dans
>   Eau............... 100 —
> Réduire à 90 ; passer et ajouter
>   Sirop bourrache..... 30 —

Vésicatoire dans la fosse sous-épineuse droite. Infusion chaude de mauve et de tilleul. Bouillon ; eau vineuse.

7 mars. 6ᵉ jour. Même état ; la température oscille d'un petit nombre de dixièmes le soir et le matin ; râles humides en nombre et grosseur variables aussi. La diarrhée continue. — Suspendez l'infusion d'ipéca ; julep opiacé.

8 mars, 7ᵉ jour. Même état ; le souffle est un peu plus fort qu'hier ; il n'y a pas de râles quand le malade ne tousse pas. La diarrhée a beaucoup diminué. Les crachats sont toujours jaunes. — Continuez le julep opiacé ; 2 tasses de décoction de quinquina.

9 mars, 8ᵉ jour. Hier après midi les râles humides s'entendaient dans tout le sommet du poumon, même dans la respiration normale. Ce matin, les râles humides sont encore perçus, mais avec bien moins d'intensité qu'hier soir. La fièvre est

également un peu plus forte le matin que le soir. La diarrhée a disparu. — Reprenez l'infusion d'ipéca (*ut supra*) ; alternez-la avec :

Potion : Sulfate de quinine 0,60
Résine de quinquina .... 4 gram.
Eau .... 90 —
Sirop .... 30 —

10 mars, 9e jour. Chute complète de la température à 36°,9 et du pouls à 56. Râles sibilants et ronflants partout; il n'y a plus de signes de pneumonie limitée. Sueurs assez abondantes dans la nuit ; deux selles dans la nuit. — Potage ; bouillon ; eau vineuse; continuez l'infusion d'ipéca.

11 mars, 10e jour. — Pouls lent, température très-basse; les râles ont disparu ; la résolution est à peu près complète; langue sale ; un peu de diarrhée. — Suspendez tout.

Huile de ricin............... 15 gram.
Huile d'amandes douces....... 12 —
Sirop de limon............... 20 —

12 mars, 11e jour. Quatre selles. Tout va bien. — Alimentation graduelle. Il sort le 21, entièrement guéri.

Résumé. — Début, à la suite de refroidissements, par des frissons répétés et point de côté. Pneumonie à droite. Traitement par l'infusion d'ipéca et un vésicatoire. Opium contre la diarrhée. Quelques irrégularités dans la marche des phénomènes et de la température : sulfate de quinine. Crise le neuvième jour. Purgatif à la fin.

OBSERVATION III.

Un homme jeune et bien constitué entre, le 7 mars, à l'hôpital Saint-Eloi, où il est couché à la clinique médicale, salle Saint-Vincent, 29, service de M. Castan d'abord, de M. le professeur Dupré ensuite.

Dans la nuit du 2 au 3 mars, dit-il, après s'être couché bien portant, il a eu froid vers minuit ; il sent des frissons en se levant pour verser de l'eau. A partir de ce moment, il se sent mal partout et en particulier tout le long du bras gauche ; il tousse et est plus fatigué le soir que le matin. On lui administre un vomitif avant son entrée à l'hôpital.

A son entrée, faciès catarrhal, turgescent, congestionné ;

yeux larmoyants, coryza ; quelques sibilances répandues ; les frissons se répètent vers le soir. A 6 heures la fièvre augmente (aucun antécédent de fièvre intermittente). — Infusion d'ipéca avec sirop d'écorce d'oranges amères ; bouillon ; eau vineuse ; infusion chaude de mauve et tilleul ; vésicatoire au bras.

8 mars, 6ᵉ jour. Dans l'après-midi, commencement d'éruption de papules qui sont prises au début pour une éruption de rougeole.

9 mars, 7ᵉ jour. L'éruption est la même : ce sont des taches rosées lenticulaires. Langue rouge et sèche ; un peu de gargouillement dans la fosse iliaque droite ; mal de tête; quelques bourdonnements d'oreilles ; vertiges. Pas de diarrhée (il n'y en a jamais eu depuis le début de la maladie). — Continuez tout.

10 mars, 8ᵉ jour. Éruption assez abondante (disséminée cependant) de taches rosées. Pas de diarrhée ni d'épistaxis. Pas de stupeur à proprement parler. Une selle tous les deux jours, naturelle. Très-peu de gargouillement passager dans la fosse iliaque droite. Pas de vertiges ni de bourdonnements d'oreilles ; le malade s'asseoit facilement tout seul et peut rester assis sur son lit. Râles sibilants et ronflants répandus dans toute la poitrine. Langue sèche (le malade dort la bouche ouverte). Sueurs fréquentes.

11 mars, 9ᵉ jour. Éruption a pâli et à peu près disparu. Pas de diarrhée. Un peu de rougeur de la pommette droite. Râles bronchiques partout, plus accusés à droite qu'à gauche. Les narines, un peu pulvérulentes hier, ne le sont plus aujourd'hui. Répond avec précision et rapidité. Ni gargouillement, ni empâtement dans le ventre. Un peu d'appétit.

Purgatif le 12 mars, 10ᵉ jour.

Chute complète de la fièvre le 13 mars, 11ᵉ jour.

Le 14, après midi, sorte d'accès de fièvre, pommettes rouges ; température très-élevée ; râles bronchiques disséminés partout. Frissons le matin, vers 9 heures (il a demandé à ce moment-là une couverture de plus).

Potion : Sulfate de quinine..... 1 gram.
　　　　 Résine de quinquina.. 4 —
　　　　 Café................ 80 —

15. Apyrexie le matin. Vers 9 heures, quelques frissons. A ce moment, douleur dans le côté gauche, large comme la main, au-dessous du mamelon. Fièvre et oppression considérables dans l'après-midi. Râles bronchiques très-fins.

16. Nouvelle apyrexie. Fin d'accès très-net. Les signes de

forte congestion, constatés hier à gauche avec point de côté, ont disparu ; râles bronchiques disséminés ; quelques frottements pleuraux à l'angle de l'omoplate gauche. — Infusion d'ipéca ; vésicatoire sur le côté ; supprimez la quinine.

A partir de ce moment, il n'y a plus d'accès. Tout rentre dans l'ordre ; guérison complète et rapide.

Résumé. — Affection catarrhale généralisée débutant par des frissons répétés, accompagnée d'une fluxion intense, sur l'appareil respiratoire (congestion bronchique et pulmonaire) ; éruption de taches rosées. Crise le neuvième jour. Pendant la convalescence, accès de fièvre avec congestion pleuro-pulmonaire, supprimés par le sulfate de quinine.

OBSERVATION IV.

Pardieu (Pierre), âgé de 46 ans, journalier, né à Oziol (Basses-Pyrénées), venant de la maison d'arrêt, où il était depuis deux mois, entre, le 11 mars 1874, à l'hôpital Saint-Éloi, où il est couché à la clinique médicale, salle Saint-Vincent, 20, service de M. le professeur Dupré.

La maladie a débuté le 9 au soir par un grand froid ; le lendemain, il a ressenti beaucoup de fièvre.

A son entrée, il se plaint de partout et de la tête en particulier ; fièvre intense, 40°,7. Air un peu égaré. Il tousse et ne crache pas (avale ses crachats). Léger point de côté à droite, changeant de place. Signes de bronchite généralisée ; paraît plus accusée à droite, vers l'angle de l'omoplate, où l'on croit constater un peu de submatité et d'augmentation dans les vibrations. Râles sibilants et ronflants partout. Pas de signe positif de pneumonie.

Même état le 12 au matin ; la fièvre continue : température 40°,1-40°,7. Il n'y a que des râles bronchiques. — Infusion d'ipéca.

13 mars, 5e jour. Il n'y a que des râles bronchiques disséminés dans toute la poitrine ; la température est cependant toujours élevée (39°,7-39°,3). Crachats un peu jaunâtres ; mal de tête ; quelques vertiges. La pommette gauche est rouge. On diagnostique une pneumonie centrale. — Ipéca stibié (*illico*).

14 mars, 6e jour. La température est remontée à 40° (diminuée sous l'influence du vomitif). Il y a toujours des râles bronchiques, peut-être du souffle profond à l'angle inférieur de l'omoplate du côté gauche ; la pommette gauche est toujours

rouge. Crachats sanglants. On diagnostique une pneumonie centrale à gauche. — Infusion d'ipéca.

15 mars, 7ᵉ jour. Sous la clavicule gauche, on constate très-nettement une forte matité, du souffle tubaire et quelques râles crépitants. Ces râles humides ont augmenté le soir. Pneumonie du sommet avec bronchite généralisée. — Infusion d'ipéca.

16 mars, 8ᵉ jour. Matité et douleur, à la percussion, de tout le tiers supérieur du poumon gauche en avant. Souffle et râles humides plus rares dans cette région. En arrière, seuls signes de bronchite. Diarrhée dans la journée d'hier ; pouls dicrote. — Continuez infusion d'ipéca ; vésicatoire à la partie antérieure gauche.

Le soir, les râles humides ont augmenté, et le souffle a diminué sous la clavicule gauche.

17 mars, 9ᵉ jour. Matité forte, souffle et râles humides nombreux, à timbre clair, dans la moitié supérieure en avant, à gauche. Un peu plus fatigué ce matin ; la fièvre a augmenté. La pommette gauche est plus rouge. En arrière, il y a aussi une matité assez forte, mais moins accusée qu'en avant ; souffle et râles humides crépitants et sous-crépitants. — Inf. d'ipéca ; bouillon ; vin.

18 mars, 10ᵉ jour. La fièvre a beaucoup diminué (37°,8), mais les autres phénomènes, au lieu de présenter la même défervescence, montrent une exacerbation très-marquée. Le pouls est à 120 ; l'oppression est beaucoup plus forte ; la nuit a été très-pénible, à cause de l'oppression surtout. La voix est enrouée ; une douleur a apparu, assez vague et étendue, dans le côté gauche. — Signes physiques plus intenses qu'hier ; souffle très-fort avec râles humides ; en arrière, frottements pleuraux ; râles sibilants et ronflants ; souffle. Tout le côté gauche est envahi. — Large vésicatoire à la partie postérieure et moyenne du côté gauche.

> Potion : Acétate d'ammoniaque.. 40 gram.
>   Infusion de bourrache.. 700 —
>   Bouillon, vin.

19 mars, 11ᵉ jour. La température est tombée, mais le pouls est à 104. Frottements pleuraux très-nombreux et très-fins sous la clavicule. Mêmes signes en arrière, surtout à l'expiration. Les phénomènes pleuraux dominent partout. Gêne profonde de la respiration et étendue de la lésion coïncidant avec la chute de la température. Rougeur toujours considérable de la pommette gauche. — Infusion d'ipéca à 1ᵍʳ,50 et de quinquina 4 gram. ; bouillon ; vin.

Il meurt le 20 mars, à 7 heures du matin.

Autopsie, vingt-quatre heures après la mort. — La plèvre gauche est épaissie surtout au sommet ; fausses membranes récentes en abondance ; épanchement séro-purulent. Le lobe supérieur présente tout entier un type d'hépatisation grise ; cependant la partie superficielle de ce lobe, et surtout la partie postérieure, sont à un degré moins avancé (hépatisation rouge ou engouement). Le lobe inférieur présente un engouement général.— Le poumon droit est fortement congestionné.— Rien de particulièrement intéressant dans les autres organes.

Résumé. -- Un homme très-débilité par toute espèce de causes (venant de la Maison d'arrêt), est pris d'une affection catarrhale générale, au début, avec congestion bronchique intense. Jusqu'au cinquième jour, il n'y a que des signes de bronchite. Le cinquième jour, la rougeur de la pommette et quelques crachats jaunâtres font diagnostiquer une pneumonie centrale que ne révèle encore aucun signe physique. Le septième jour, apparaissent brusquement les signes d'une pneumonie au second degré au sommet gauche. Le dixième jour, la plèvre est envahie, en même temps apparaît une légère douleur de côté; mais en même temps aussi la pneumonie doit passer à l'hépatisation grise, et il survient une ataxie remarquable dans les symptômes (abaissement de la température avec aggravation des autres signes); et le malade succombe au douzième jour. — L'autopsie montre une hépatisation grise du lobe supérieur gauche, moins avancée à la périphérie, de l'engouement dans tout le reste, etc.

OBSERVATION V.

Fialli, sapeur au 2ᵉ du génie, entre le 27 févr. 1874 à l'hôpital Saint-Éloi, où il est couché à la clinique médicale, salle Saint-Lazare, 10, service de M. le professeur Dupré.

Il entre pour épilepsie non constatée (dit son billet) ; il est mis en observation, paraît très-bien portant, n'a aucune attaque pendant son séjour, et mange la ration entière.

Dans la nuit du 11 au 12 mars, il est pris d'accidents subits qu'il nous présente comme une attaque incomplète : il tremble fortement de tous les membres, et souffre trois ou quatre heures ; il éprouve des douleurs dans la poitrine et a de la peine à respirer.

Le 12 au matin, il est mieux, il se plaint surtout du creux de l'estomac. Fièvre assez intense. Rien à noter dans la poitrine.

13 mars, 2e jour de la maladie. Mauvaise figure, fièvre intense, langue sèche ; toux fréquente ; diarrhée dans la nuit ; légère épistaxis il y a deux jours ; un peu d'empâtement dans la région splénique, qui est douloureuse (il a eu des fièvres intermittentes à 16 ou 17 ans) ; la fosse iliaque droite est également douloureuse ; trois ou quatre selles dans la nuit ; difficulté pour retenir les selles.

Le soir, souffle tubaire étendu dans les deux tiers supérieurs du côté gauche en arrière.

14 mars, 3e jour. Crachats rouillés ; rougeur de la pommette gauche ; souffle étendu et très-fort dans les deux tiers supérieurs du côté gauche ; à la base, obscurité de la respiration et diminution des vibrations : pleuro-pneumonie à gauche. Un peu de délire au commencement de la nuit. Bouillon, infusion chaude mauve et tilleul. Vésicatoire au sommet gauche en arrière.

Sulfate de quinine............ 1 gram.
Résine de quinquina............ 4 —
Café noir.................... 90 —

15 mars, 4e jour. Souffle dans la gouttière vertébrale gauche ; ægophonie des plus manifestes. Vaste matité et obscurité au-dessous : pleuro-pneumonie avec épanchement.— Continuez la quinine.

16 mars, 5e jour. Les signes d'épanchement pleurétique dominent de plus en plus. — Injection hypodermique de sulfate de quinine.

17 mars, 6e jour. Délire dans la nuit ; subdélire persiste ce matin ; le malade en a conscience. Coloration très-nette de la pommette gauche ; les signes d'épanchement sont seuls perceptibles. Langue sèche et brune ; diarrhée très-abondante : sept à huit selles dans la nuit, involontaires.

Pot.: Sulfate de soude......... 40 gram.
Décoction de quinquina.... 300 — (*illico*).

18 mars, 7e jour. Délire toute la nuit, continue ce matin. dix selles dans la nuit. On ne perçoit toujours que des signes d'épanchement pleurétique assez abondant. — Bouillon et vin.

Pot.: Acétate d'ammoniaque..... 15 gram.
Infusion de bourrache..... 100 —
Sirop................... 32 —

19 mars, 8e jour. Même état. Grande oppression ; diarrhée. Pommette droite rouge. Délire dans la nuit. Mêmes signes à gauche. Quelques frottements pleuraux à droite. — Continuez, tout en portant l'acétate d'ammoniaque à 30 gram.

20 mars, 9e jour. Chute complète de la fièvre avec persistance et aggravation des autres symptômes. Oppression très-consil dérable : 112 pulsations et 36°,8. Respiration très-soufflante en avant et à droite.

Pot.: Rhum................... 20 gram.
   Sirop de quinquina......... 32 —

21 mars, 10e jour. Agonie et mort à 10 h. matin.

Autopsie. — Le lobe inférieur du poumon gauche ne forme qu'un seul bloc solide (hépatisation rouge avec des points de début d'hépatisation grise); épanchement pleurétique abondant; plèvre très-épaisse ; exsudats récents.

Poumon droit: emphysémateux et congestionné.

Foie : gras et scléreux (alcoolique?).

Résumé. — Un homme, mis en observation pour une épilepsie non constatée, est pris tout d'un coup d'accidents nerveux assez mal définis, avec forte oppression, accompagnés de frisson. Tout le premier jour et toute la seconde partie du second, on ne trouve qu'un état général sans localisation perceptible. Le soir du second jour, apparaît du souffle tubaire. La pneumonie se complique de pleurésie ; épanchement pleurétique ; état ataxo-adynamique très-accusé, peut-être complication intermittente. Le malade succombe le dixième jour, et l'autopsie montre un vaste épanchement, une pneumonie commençant à devenir grise, et un foie alcoolique.

OBSERVATION VI.

Un soldat du 2e du génie entre le 12 mars 1874 à l'hôpital Saint-Éloi, où il est couché au n° 35 de la salle Saint-Lazare, clinique médicale, service de M. le professeur Dupré.

Début de la maladie dans la nuit du 9 au 10 ; Il était allé au gymnase la veille ; il contracte un fort rhume bientôt accompagné d'un léger point de côté à gauche. A son entrée, il se dit enrhumé et fatigué de partout. Il souffre du côté gauche quand il souffre. Râles sous-crépitants assez fins et râles sonores répandus dans toute la poitrine, des deux côtés, plus accusés à droite qu'à gauche.

13 mars, 4e jour. Râles sous-crépitants fins à la base du côté gauche. — Ipéca stibié.

14 mars, 5e jour. Obscurité à la base et ægophonie. Quelques crachats rouges : pleuro-pneumonie à gauche. — Potage ; eau vineuse.

15 mars, 6e jour. Frottements pleuraux dans le tiers moyen ; épanchement très-limité à la base. Signes de bronchite partout ; toux fréquente ; chute complète de la température. — Infusion d'ipéca.

Rétablissement très-rapide ; une bouteille d'eau de Sedlitz le 18.

Résumé. — Affection catarrhale d'abord générale, entraînant d'abord une bronchite, puis une congestion pulmonaire, peut-être une pneumonie au centre, puis une pleurésie et un léger épanchement pleurétique. Chute de la fièvre le sixième jour, et guérison rapide.

OBSERVATION VII.

Latour, soldat au 122e de ligne, âgé de 23 ans, entre le 27 mars 1874 à l'hôpital Saint-Éloi, où il est couché, clinique médicale salle Saint-Lazare, 8, service de M. le professeur Dupré.

Ce malade a fait dans les salles un premier séjour, il y a sept à huit mois, pour une affection de poitrine du même genre, développée du même côté.

Début de la maladie actuelle dans la nuit du 26 au 27 par des frissons suivis de chaleur ; point de côté à droite ; toux et crachats rouges.

A son entrée, on ne constate rien de net dans la poitrine. L'examen, refait avec soin le 28, deuxième jour de la maladie, ne révèle non plus rien de net. Cependant à ce moment, crachats rouges et jaunâtres ; point de côté à droite assez violent. Pouls petit, fréquent, concentré. A vomi hier de la bile.

Il raconte aujourd'hui que, déjà quatre jours avant sa maladie, il avait éprouvé de la douleur dans un genou, à la suite de laquelle il avait eu une douleur pleurodynique dans le côté droit. — Vomitif (*illico*) ; poudre de Dower 0gr,30 ; ouate sur le côté.

L'après-midi du 28, on constate nettement un souffle assez accusé dans la fosse sous-épineuse droite.

29 mars, 3ᵉ jour. Douleur de côté toujours très-vive; l'a empêché de dormir. Souffle tubaire dans toute la fosse sous-épineuse droite. Rougeur des deux pommettes, plus accusée cependant à droite. C'est la douleur qui domine la scène, fixe l'attention du malade et lui arrache des plaintes. — Bouillon : tisane pectorale chaude, sucrée; une pilule contenant 0ᵍʳ,02 extrait gommeux d'opium toutes les deux heures.

30 mars, 4ᵉ jour. Souffre moins; sédation générale; soif vive. Se sent fatigué de tout le corps. En avant, matité avec augmentation des vibrations sous la clavicule droite et obscurité du murmure vésiculaire; au-dessous, son tympanique. En arrière, souffle tubaire très-intense dans les fosses sus et sous-épineuses avec des frottements pleuraux et des râles sous-crépitants. A la base du même côté, grande obscurité de la respiration. — Tisane vineuse; bouillon; une pilule avec 0ᵍʳ,01 extrait gommeux d'opium toutes les deux heures.

31 mars, 5ᵉ jour. Mieux ce matin. Toujours crachats pneumoniques. Souffle tubaire et râles sous-crépitants dans tout le lobe supérieur. Matité très-nette en avant, sous la clavicule droite. La douleur a bien diminué; le malade a un peu dormi cette nuit. — Continuez tout.

1ᵉʳ avril, 6ᵉ jour. Râles crépitants de retour en assez grand grand nombre, en même temps que le souffle, dans la fosse sous-épineuse droite. Depuis la nuit dernière, sueurs abondantes. Amélioration générale. Le malade demande à manger; la température commence à s'abaisser nettement. — Suspendez les pilules; chocolat clair; pruneaux; bouillon; vin.

2 avril, 7ᵉ jour. Chute complète de la température; les sueurs ont continué. Se trouve mieux. Pouls lent. A bien dormi cette nuit; demande à manger. Râles humides très-nombreux; souffle a bien diminué.

Potion : Huile de ricin .... 12 gram.
Huile d'amandes douces.. 12 —
Sirop de limon .... 12 —

3 avril, 8ᵉ jour. Très-grosses bulles. Râles très-liquides.

4 avril, 9ᵉ jour. Hier soir un peu d'exacerbation fébrile, disparue ce matin; toux accidentelle.

Guérison graduelle.

Résumé. — Affection catarrhale rhumatoïde débutant par une douleur au genou, à laquelle succède une douleur pleurodynique qui domine la scène tout le temps. A l'entrée, signes rationnels de pneumonie ; les signes physiques apparaissent le soir du deuxième jour par du souffle tubaire d'emblée. Pleuro-pneumonie du sommet. Traitement par l'opium. Crise le sixième et le septième jour. — Guérison rapide.

OBSERVAVION VIII.

Le 26 mars 1874, on apporte à la clinique médicale un jeune militaire, récemment incorporé, qui présente l'état typhique le plus prononcé. Cet homme, couché au n° 32 de la salle Saint-Lazare, service de M. le professeur Dupré, présente un air de stupeur profonde ; ses yeux sont fermés. Quand il les ouvre, il les referme brusquement; la lumière paraît le fatiguer beaucoup. Il accuse du mal de tête, des vertiges, des bourdonnements d'oreilles ; il aurait saigné du nez l'autre nuit. Langue un peu sèche et rouge sur les bords. Pas de signes abdominaux. Chaleur très-forte et âcre, 40°,5.

Nous sommes privé de tout renseignement précis. Son billet porte : Nostalgie. Il dit, à grand'peine, être malade depuis trois jours. Il paraît avoir assisté à la revue du dimanche 22.

Conducteur du génie, il nettoyait les écuries quand il fut pris d'un violent frisson avec mal de tête; il a vomi spontanément. Les frissons paraissent s'être répétés ; en tout cas, il tremblait en entrant à l'hôpital.

27 mars, 5e jour. État typhique parfaitement accusé ; le malade a les yeux fermés et ne répond qu'à de fortes excitations. Quand on appelle fortement son nom, il répond : présent. Décubitus abandonné; ne peut pas tenir ses yeux ouverts ; quelques soubresauts de tendons. Pas de diarrhée ; le ventre n'est pas ballonné; il n'y a pas de gargouillement dans la fosse iliaque. Un peu de gonflement de la rate ; pas de sueurs; fièvre intense. Signes de bronchite. Langue sale; très-légère suffusion subictérique de la face. — Vomitif (*illico*).

28 mars, 6e jour. Mieux ; il ouvre un peu les yeux, Quelques crachats visqueux; l'un d'eux est un peu rougeâtre. Il se serait plaint ce matin, un instant, d'un point de côté gauche qui a actuellement complétement disparu. Le vomitif a précipité par les selles ; toujours signes de bronchite ; quelques râles plus fins, disséminés du côté gauche.—Deux verres d'eau de Sedlitz; bouillons ; ouate aux pieds.

29 mars, 7e jour. Un peu de délire dans la nuit ; ce matin un peu d'amélioration dans l'état nerveux. Submatité diffuse en

arrière et à gauche ; diminution de la respiration ; quelques râles à la toux dans la fosse sous-épineuse. Rien en avant. — Vésicatoire sur le côté gauche.

30 mars, 8e jour. Délire assez agité toute la nuit ; matité et obscurité de la respiration vers l'angle de l'omoplate gauche. Le malade respire très-mal ; cependant l'obscurité paraît beaucoup plus nette en ce point qu'ailleurs, et surtout qu'à droite. Subdélire continu. Etat typhique très-prononcé. — Potion alcoolique avec 25 gram. de rhum.

31 mars, 9e jour. Délire agité persiste (camisole de force); élévation énorme de la température, le thermomètre est monté en cinq minutes à 41°,6. A l'angle de l'omoplate gauche, souffle profond et retentissement ægophonique. Transpiration abondante ce matin. — Potion : sulfate de quinine. Vésicatoire.

1er avril, 10e jour. Délire domine ; état typhique cérébral très-accusé.

Pot.: Calomel......   0gr,1 toutes les deux heures.
      Jalap.........   0gr,1   —   —

Le soir, le souffle est très-net, l'ægophonie incontestable en arrière et à gauche. La pleuropneumonie est positive.

2 avril, 10e jour. État de stupeur profonde ; collapsus ; figure très-affaissée. Souffle incontestable en arrière et à gauche.

Pot.: Rhum.....................   30 gram.
       Eau.......................   80   —
       Esprit de Mindererus......   15   —
       Sirop d'écorce d'oranges....   32   —

Vésicatoire à chaque jambe.

Mort dans la journée.

Autopsie. — Poumon gauche : tout le lobe inférieur est splénisé ; il ne surnage pas ; le lobe supérieur est emphysémateux au sommet et congestionné à la base.

Plèvre gauche : enflammée ; léger épanchement.

Poumon droit : emphysémateux et congestionné. La congestion est plus accusée dans le lobe inférieur.

Cœur gauche : un peu hypertrophié, caillots.

Cerveau : congestionné.

Résumé. — Un jeune soldat, très-récemment incorporé et nostalgique, prend une affection catarrhale qui se complique rapidement d'un état typhique très-accusé, se localise sur le poumon gauche. Pneumonie reste latente dix jours. Mort. L'autopsie montre la pleuro-pneumonie, qui n'avait pu être affirmée que la veille de la mort.

OBSERVATION IX.

Un ouvrier d'une trentaine d'années entre le 31 mars 1874 à l'hôpital Saint-Éloi, où il est couché à la clinique médicale, salle Saint-Vincent, 37, service de M. le professeur Dupré.

Malade depuis quatre ou cinq jours, il est brisé, courbaturé, se plaint de tous les membres. Il a de la fièvre, et dans l'après-midi des sueurs très-intenses. Pas de point de côté ; une certaine oppression. Signes de bronchite seulement. Mal de tête, diarrhée, un peu de gargouillement.

1er avril. Submatité et râles humides à la toux, sous la clavicule droite. En arrière, submatité dans la fosse sous-épineuse, souffle et râles humides. Crachats sanglants ; pas de point de côté. — Potion au sulfate de quinine. Infusion d'ipéca. Vésicatoire.

Après la seconde cuillerée de potion de quinine, violent accès de fièvre ; le soir, sueur profuse. — Renouvelez la potion de quinine. — Mêmes signes de pneumonie au sommet droit.

Mort dans la nuit, à 4 heures et demie du matin.

Autopsie.— Poumon droit : énorme avec empreinte des côtes. Lobe supérieur et une partie du lobe moyen transformés en un seul bloc hépatisé. Passage à l'hépatisation grise. — Signes de lésions intérieures, adhérentes fortes de ce côté. — Lobe inférieur congestionné. — Poumon gauche emphysémateux et congestionné.

Rate normale. — Foie très-volumineux. — Cœur gauche hypertrophié, droit rempli de caillots.

Résumé. -- Pneumonie latente du sommet avec fièvre intermittente. Mort rapide, probablement par accès malin, malgré deux potions de sulfate de quinine.

Tels sont les faits qui se sont accumulés dans la clinique médicale pendant le mois de mars 1874, et qui imposent, par leur nombre et leur simultanéité, l'idée de la constitution médicale dont nous avons parlé.

La première chose qui frappe à la lecture de ces observations, c'est qu'elles ne rentrent pas dans les tableaux classiques des affections de poitrine. Vous y chercherez en vain les caractères de ce que l'on appelle des bronchites ou des pneumonies ordinaires : il y a un peu de tout cela, mais il y a autre chose aussi.

Ce sont des maladies à allure particulière, qui forment un groupe nosologique à part, qui méritent une description séparée.

Nous avons déjà montré que ce groupe était caractérisé par son étiologie ; nous allons essayer de démontrer maintenant qu'il est caractérisé également au point de vue de l'anatomie pathologique et de la symptomatologie. Nous allons faire la synthèse des cas observés, et essayer, à leur aide, de résumer l'histoire générale des fluxions de poitrine de nature catarrhale.

Nous étudierons successivement l'anatomie pathologique, la symptomatologie et la marche, les complications, les terminaisons et le traitement de ces affections.

§ I. — ANATOMIE PATHOLOGIQUE.

L'anatomie pathologique est un des points de l'histoire de l'affection catarrhale sur lesquels la discussion a été la plus vive et la plus longue. Le catarrhe est-il ou n'est-il pas une inflammation ? C'est une question qui a passionné bien des générations médicales ; c'est ici le lieu de résumer l'état actuel du débat, et de formuler les conclusions que nos Observations imposent.

Les anciens proclamaient nettement la séparation du catarrhe et de l'inflammation ; pour eux, le catarrhe était un phénomène spécial, propre, qui était tout aussi particulier dans sa lésion que dans sa cause. Les défenseurs de cette doctrine se sont toujours élevés avec énergie contre les anatomo-pathologistes qui voulaient voir dans les catarrhes de véritables inflammations. « L'une des témérités les plus audacieuses de l'École physiologique, dit M. Dupré, a été la négation du catarrhe comme mode morbide spécial. Au nom de l'anatomie pathologique, et contrairement à ce que la raison et le bon sens pratique de tous les âges avaient reconnu, elle a affirmé son identité avec l'inflammation, et soutenu que ce qu'on a pris pour une maladie particulière et décrit sous le nom de catarrhe, n'est qu'une inflammation des membranes muqueuses et principalement des muqueuses respiratoires, empruntant à la constitution anatomique de ces organes quelques différences superficielles qui ne sauraient changer sa nature [1]. »

M. Dupré et les partisans de cette doctrine s'appuient, pour établir la nature non inflammatoire du catarrhe, sur l'absence de suppuration habituelle dans ces processus, leur extrême mobilité, l'absence de réaction générale, l'absence d'état inflammatoire, de ces symptômes qui indiqueraient, si on les trouvait, la médication antiphlogistique. C'est surtout sur ce dernier argument, tiré de la clinique, qu'ils insistent. « Comprendre toutes les maladies aiguës de poitrine sous ce titre : *Inflammation de poitrine*, dit M. Dupré, c'est affirmer du même coup que les ressources de la méthode antiphlogistique leur conviennent exclusivement [2]. » Et de l'absurdité pratique de cette conclusion il conclut à l'absurdité anatomique des prémisses.

En face de cette École, qui nie carrément la nature inflammatoire du catarrhe, s'en est élevée une autre qui soutient radicalement l'opinion opposée. Pour cette dernière, le catarrhe est une inflammation, dans le sens le plus complet du mot, et de plus elle n'est que cela : c'est le phénomène primitif, essentiel, dont tout le reste est une dépendance. Au lieu de voir dans la lésion de la muqueuse la localisation de l'affection générale, on considère cette lésion inflammatoire comme l'accident primitif, tenant tous les autres symptômes généraux sous sa dépendance. « L'École physiologique ne voit dans les catarrhes que des phlegmasies primitives ou sympathiques des membranes muqueuses, avec hypersécrétion de mucus [3]. » Les Allemands ont repris et développé cette idée avec insistance, et ils sont arrivés même à faire du catarrhe un de leurs types d'inflammation. On sait, en effet, que pour eux il y a trois espèces d'inflammation : l'inflammation catarrhale, qui est superficielle et avec hypersécrétion ; l'inflammation croupale, qui s'accompagne d'un exsudat fibrineux à la surface; et l'inflammation diphthéritique, qui est interstitielle et parenchymateuse [4];

---

[1] *Loc. cit.*, pag. 14.
[2] *Loc. cit.*, pag. 7.
[3] Luton ; Art. CATARRHE, in *Nouv. dict. de méd. et de chirurg. prat.*
[4] Voir notamment Rindfleisch ; *Traité d'hist. pathol.*

et cette doctrine a été acceptée aujourd'hui par bien des auteurs français [1].

Il est difficile de supposer une opposition plus formelle entre les deux Écoles. Pour la première, le catarrhe est l'opposé de l'inflammation ; pour la seconde, le catarrhe est le type de l'inflammation. Il faut évidemment, pour expliquer une pareille contradiction, ou que les faits soient bien différents ici et là, ou que l'on ne s'entende pas sur les mots.

Les faits sont partout les mêmes, mais je crois qu'on ne s'entend pas sur les mots.

Le sens du mot inflammation, autant et plus que beaucoup d'autres, a subi des modifications fréquentes, des transformations véritables.

Les anciens, tout en se livrant à des hypothèses sur la nature de l'inflammation, maintenaient au mot sa définition clinique. Pour eux, l'inflammation d'un organe extérieur se révélait par les quatre symptômes cardinaux de Celse, et l'inflammation d'un organe intérieur se révélait par cet ensemble symptomatique que l'on appelle état inflammatoire. C'est dans ce sens que Beau disait : « La pneumonie est, en pathologie interne, le type de l'inflammation». Pour qu'il y eût inflammation, il fallait le point de côté, la réaction générale, la fièvre, la rougeur des pommettes, etc., tout ce cortège symptomatique qui indique la saignée et les antiphlogistiques en général. Évidemment il n'y a qu'à se reporter à nos Observations pour voir que rien de tout cela n'existait chez nos malades ; ce qui caractérise précisément les fluxions de poitrine catarrhales, c'est de n'être pas cela, de se séparer radicalement des pneumonies inflammatoires. — Voilà le sens parfaitement raisonnable dans lequel on peut dire que le catarrhe n'est pas une inflammation.

Mais les modernes ont donné au mot inflammation un sens tout différent. Partant du même point de départ, ils ont cherché à définir la nature du processus anatomique qui produit cet état

---

[1] Voir Luton ; Art. CATARRHE, déjà cité. — Jaccoud ; *Traité de pathologie interne*, etc.

symptomatique. Une fois arrivés à la connaissance de ce processus, ils l'ont appelé inflammation ; et toutes les fois qu'ils retrouvent ce même processus, ils diagnostiquent une inflammation, qu'il y ait ou qu'il n'y ait pas en même temps l'appareil symptomatique qui exprimait l'inflammation des anciens.

Pour eux, la caractéristique de l'inflammation est toujours dans les modifications histologiques. Que ce soit une exsudation, que ce soit une prolifération, que ce soit une migration, c'est toujours l'altération élémentaire du tissu qui définit l'inflammation. Voyez les dernières définitions données par Cornil et Ranvier, Sée, Chalvet, Rokitansky, Jaccoud, etc.: aucune ne parle de l'état général, toutes de l'état anatomique. On peut s'en convaincre enfin en lisant celle donnée tout récemment encore par Heurtaux[1]: «Un trouble de nutrition qui tend à ramener les éléments cellulaires à l'état embryonnaire, qui s'accompagne généralement du dépôt de matière fibrineuse dans les parties enflammées, qui peut produire un liquide spécial, le pus, et dont les lésions transitoires peuvent disparaître sans laisser de traces, entraîner la destruction de l'organe, ou aboutir à la formation du tissu connectif. »

Combien nous sommes loin du sens attaché par les anciens au mot inflammation ! Quoi d'étonnant, par suite, à ce que les mêmes phénomènes soient réputés inflammatoires par les uns, et non inflammatoires par les autres, alors qu'on s'entend si peu sur les mots ?

Rapprochez, en effet, les divers termes de la définition moderne des Observations rapportées plus haut, et vous les trouverez tous. Dans les quatre cas que nous avons eu le malheur de voir se terminer par la mort, nous avons nettement constaté de la congestion, de l'engouement en certains points, une hépatisation très-nette en d'autres, de l'hépatisation grise même chez certains. L'examen microscopique du poumon, dans nos Observations, nous a montré un exsudat fibrineux très-net remplissant

---

[1] Heurtaux ; Art. INFLAMMATION, in *Nouveau dictionnaire de médecine et de chirurgie pratiques.*

les alvéoles, contenant un grand nombre de globules de pus, et en certains points même entièrement transformé en pus. Dans les quatre cas, les lobes atteints étaient transformés en bloc solide, où l'exsudation et la prolifération avec retour à l'état embryonnaire n'étaient pas douteuses.

Au sens anatomo-pathologique actuel du mot, on ne peut pas nier que l'affection catarrhale puisse produire de véritables inflammations ; et c'est ainsi que je crois pouvoir concilier les assertions des anciens et celles des modernes en disant : Dans la fluxion de poitrine catarrhale, il peut y avoir inflammation (sens anatomique), il n'y a pas d'état inflammatoire (sens symptomatique).

Est-ce à dire maintenant que dans la fluxion de poitrine catarrhale il y ait toujours inflammation, et qu'il faille faire de catarrhe le synonyme d'inflammation ? Assurément, non. Et ici encore j'invoque les Observations citées plus haut, pour réfuter cette doctrine.

Dans bien des cas, il y a congestion simple sans inflammation, dans d'autres il y a œdème. Et dans les cas, comme nous en avons rapporté un, où la pleurodynie est un élément important, dira-t-on qu'il y avait inflammation des muscles? On ne peut pas nier qu'il y ait aussi, à certains moments, des épanchements pleurétiques de nature catarrhale qui ne peuvent pas être attribués à une inflammation de la plèvre[1], et qui devraient plutôt être rangés dans les hypersécrétions d'origine nerveuse.

Ainsi, l'affection catarrhale peut, en se localisant sur l'appareil respiratoire, se manifester par des processus très-divers. Pour l'affection catarrhale, pas plus que pour aucune autre maladie, il n'y a pas de lésion spéciale. Une maladie ne peut pas plus être caractérisée par une lésion que par un symptôme; il n'y a véritablement ni lésion ni symptôme pathognomonique. C'est là une doctrine qui tend de plus en plus à se généraliser en médecine ; aujourd'hui la diathèse cancéreuse et la diathèse tuberculeuse elles-mêmes ne sont plus caractérisées par leurs lésions.

---

[1] Dupré ; *Des épanchements pleurétiques rhumatismaux.*

Qu'est-ce qui définit donc l'anatomie pathologique d'une maladie? C'est la marche et la succession des lésions, et nullement la nature même de ces lésions isolées. Le tubercule est un produit de prolifération, et par suite d'inflammation, tout aussi bien que le processus pneumonique ; qu'est-ce qui les sépare? C'est la marche, c'est l'évolution. La marche et l'évolution seules séparent l'encéphaloïde de l'inflammation la plus vulgaire.

Si nous voulons donc trouver une caractéristique anatomo-pathologique de l'affection catarrhale, nous devons la chercher dans la marche, et non dans la nature de ses lésions.

Considérés à ce dernier point de vue, les cas dont nous avons rapporté l'observation me paraissent présenter des caractères particuliers que je grouperai autour de trois principaux : 1° l'étendue des lésions (en surface et non en profondeur); 2° la rapidité du processus (développement et évolution); 3° la facilité de propagation (par continuité de tissu).

I. — Une lésion peut être fort grave et être peu étendue: telle est, par exemple, la tuberculose dans la plupart des cas ; elle s'établit sous une clavicule; là elle creuse et se propage lentement ; elle n'atteint le tiers moyen ou le sommet de l'autre poumon que quand elle a détruit le premier lobe attaqué. Même si la lésion est à marche rapide, même si la phthisie doit être galopante, vous voyez toujours cette succession naturelle et plus ou moins rapide des mêmes phénomènes.

Rien de semblable dans l'affection catarrhale : d'emblée les localisations sont multiples; dès le premier jour, vous constaterez souvent une bronchite généralisée, souvent une pneumonie, peut-être une pleurésie, des pleurodynies, des lumbagos, etc. Il y a comme une explosion de lésions sur un grand nombre de points à la fois ; c'est superficiel, peu profond, mais très-étendu en surface.

Ce caractère me paraît nettement séparer les fluxions de poitrine de la pneumonie vraie, la pneumonie franche des auteurs. Dans celle-ci, en effet, il y a un point attaqué ; à l'angle de l'omoplate, le poumon et peut-être la plèvre sont enflammés, mais c'est très-restreint, très-limité. On recouvrirait souvent la lésion avec une pièce de 5 francs.

Quelle différence, et quelle différence fondamentale, avec nos Observations, où dès les premiers jours l'appareil respiratoire était atteint dans son ensemble, et où après quelques jours de maladie nous trouvions des lobes entiers hépatisés !

L'étendue des lésions (en surface et non en profondeur) me paraît donc être un des caractères importants des fluxions de poitrine catarrhales.

II. — En second lieu, on ne peut pas s'empêcher de remarquer la rapidité avec laquelle les lésions naissaient, vivaient et mouraient. Quelle que dût être leur terminaison, elles y marchaient avec la même activité.

Dès le premier jour, tout était pris : grande rapidité d'invasion. Puis, en quelques jours un point était abandonné, un autre était atteint. Cette mobilité de la fluxion, si universellement notée dans l'affection catarrhale, n'est précisément que la preuve de cette rapidité de naissance et de mort du processus catarrhal. On n'a qu'à relire nos Observations pour voir combien un souffle tubaire venait rapidement démontrer une pneumonie qui la veille n'était pas assez intense pour se révéler. Et si la maladie marchait vers une terminaison funeste, la même rapidité implacable qui tout à l'heure poussait le poumon vers la guérison l'entraînait maintenant vers l'hépatisation grise. Et c'est invariablement en quelques jours que la scène morbide se déroulait en entier, et qu'en bien ou en mal tout était fini.

Quelle différence avec cette pneumonie dite fibrineuse qui parcourt gravement toutes ses périodes sans déroger aux règles ordinaires de son évolution, dans laquelle les phases se succèdent et se jugent mutuellement! Ici, rien de cela. Cette facilité de naissance et de fin dans les processus entraîne une irrégularité qui étonne et trouble au premier abord, et l'on se demande si ces phénomènes protéiformes obéissent à une loi et peuvent être nosologiquement classés. Oui, ils peuvent être classés dans un groupe qui aura pour caractère anatomo-pathologique principal la rapidité d'évolutions du processus.

III.—Enfin, les lésions de l'affection catarrhale ont une grande tendance à se propager par continuité de tissu.

L'inflammation ordinaire a toujours une certaine tendance à la propagation. Ainsi, une pneumonie qui siége à la surface d'un lobe se propage fréquemment à la plèvre voisine et devient une pleuro-pneumonie. Mais il y a des limites que cette propagation ne dépasse pas. Je citerai comme exemple la propagation de l'inflammation des bronches au poumon.

La pneumonie est rare à la suite de la bronchite. Chez l'adulte, c'est l'exception ; chez le vieillard et chez l'enfant, chez les convalescents et les individus débilités, on observe plus souvent cette propagation ; mais chez l'homme surpris en bonne santé, c'est très-rare. Les auteurs contemporains attribuent généralement à M. Robin l'honneur d'avoir montré que ce fait était dû à ce que le poumon dépendait d'une circulation toute différente de celle des bronches, le système de l'artère pulmonaire n'ayant rien de commun avec celui des artères bronchiques. Or, il y a déjà bien longtemps que Boerhaave l'avait dit : « On peut concevoir deux sortes de péripneumonie : l'une qui vient de l'inflammation dans les rameaux de l'artère pulmonaire, l'autre dans les rameaux de l'artère bronchiale ». Ce passage, que je cite après M. Dupré, n'est nullement pour diminuer le mérite de M. Robin, mais seulement pour faire remarquer en passant que les modernes suivent un peu trop les préceptes de Descartes, en faisant table rase dans leur esprit, pour faire recommencer la science à leur époque.

Quoi qu'il en soit, il est incontestable que la propagation de la bronchite à la pneumonie est exceptionnelle. Elle est la règle dans l'affection catarrhale. Presque toutes mes Observations ont débuté par une bronchite, et c'est ensuite et par propagation que s'est développée la pneumonie, qui a débuté par le centre, comme toutes les pneumonies par propagation. Ce fait, qui ressort nettement de mes Observations, me paraît démontrer que la facilité de propagation est un des bons caractères de la fluxion de poitrine catarrhale.

Je résumerai donc cette étude anatomo-pathologique de la fluxion de poitrine catarrhale en disant :

La fluxion de poitrine catarrhale ne se sépare pas des autres pneumonies, bronchites, etc., par la nature de ses lésions. Ce sont toujours des congestions, des inflammations, etc.

Mais ces lésions, communes par leur nature, ont dans leur marche et leur évolution des caractères spéciaux que l'on peut grouper autour des trois suivants :

1° Étendue des lésions (en surface et non en profondeur) ;

2° Rapidité des processus (développement et évolution) ;

3° Facilité de propagation (par continuité de tissus).

Ces caractères me paraissent suffire pour affirmer qu'au point de vue anatomo-pathologique, comme au point de vue étiologique, les fluxions de poitrine catarrhales forment un groupe nosologique séparé. Poursuivons la démonstration, en étudiant leur symptomatologie.

§ II. — Symptomatologie.

Il est indispensable de faire, au début de ce paragraphe, une remarque générale identique à celle qui a terminé le paragraphe précédent : la fluxion de poitrine de nature catarrhale ne se sépare pas des autres pneumonies, bronchites, etc., par la nature de ses symptômes ; il n'y a pas de symptôme spécial à cette maladie.

Il ne faut pas s'attendre à trouver ici des râles qui ne se trouvent pas dans les autres cas, ni à ne pas trouver les râles ordinaires de la pneumonie, etc. Je le dis une fois pour toutes : il n'y a pas de symptôme qui appartienne en propre et exclusivement à la fluxion de poitrine catarrhale ; il n'y a pas de symptôme pathognomonique de cette affection. Je ne connais pas du reste d'affection qui ait un symptôme pathognomonique.

Ce qui la caractérise essentiellement, c'est un ordre particulier dans la succession des phénomènes, une marche spéciale des manifestations, qui en font réellement une maladie entièrement à part.

Souvent la maladie est précédée de prodromes. Cette période, qu'il faut bien distinguer de la période d'invasion, que nous décrirons tout à l'heure, est plutôt une période d'imminence morbide et d'impressionnabilité plus grande que de maladie confirmée.

Le malade aura, par exemple, un coryza ou un peu d'angine, une très-légère affection tout à fait apyrétique qui ne lui fera en rien interrompre ses occupations, qu'il ne se rappellera même que difficilement plus tard, quand son attention y sera ramenée. Un de nos malades, actuellement dans le service, a souffert d'un mal de dents assez accusé pendant les quelques jours qui ont précédé la maladie.

Pendant cette période, le sujet n'a pas encore contracté sa maladie ; seulement il est dans d'excellentes dispositions pour la contracter, sous l'influence de la cause occasionnelle la plus légère. Je comparerai volontiers cet état à celui d'un individu qui est, en été, atteint de diarrhée accidentelle, et qui par cela même est beaucoup plus disposé à contracter une fièvre bilieuse ou toute autre affection estivale.

Si rien de nouveau ne survient pendant cette période, le malade guérit, et tout se borne là ; mais, si une nouvelle cause de refroidissement survient, la maladie que nous étudions se déclare telle que nous allons la décrire.

En d'autres termes, l'affection catarrhale fébrile, dont nous allons parler, se développe souvent dans le cours d'une première affection catarrhale très-légère, bénigne et entièrement apyrétique.

Après ces prodromes, s'ils existent d'emblée, s'ils n'existent pas, la maladie débute par la période d'invasion. Le caractère essentiel de cette période est de porter sur l'ensemble de l'économie ; c'est un état général sans localisation encore appréciable et dans lequel il est souvent difficile de prévoir le point vers lequel se fera la fluxion localisatrice.

C'est là un des caractères trop essentiels de la maladie, pour que nous n'y insistions pas un peu. Un malade atteint de la pneumonie classique attire tout de suite l'attention sur la poitrine et sur le côté atteint. Interrogé le premier, le second ou le troisième jour de sa maladie, il vous parlera de son point de côté, de sa toux, des crachats, etc. Tous les malades dont nous rapportons l'histoire ont fait des réponses bien différentes. Entrés au deuxième, au troisième jour de la maladie, ils disent toujours, quand on les interroge, qu'ils souffrent de partout. Si on les fait préciser, ils vous diront que les bras, les jambes, la tête, font mal; qu'ils sont brisés, courbaturés; peut-être dans quelques cas ajouteront-ils qu'ils sont enrhumés. Mais c'est là tout; pas de point de côté, pas d'expectoration ; rien. Ils ne parlent que de leur état général.

Cette période d'état général a une durée variable, mais elle existe presque toujours. Sur les neuf Observations que nous rapportons (et nous en avons recueilli, depuis, trois autres, ce qui fait douze), dans un seul cas nous n'avons pas constaté cette période d'invasion par l'état général (Obs. ii) ; toutes les autres nous présentent très-nettement ce fait : le premier se sent brisé, courbaturé, etc., pendant trois jours, et ce n'est qu'après qu'apparaît la douleur dans le côté droit (Obs. i); un second se sent mal partout au début, et en particulier le long du bras gauche et à son entrée; au cinquième jour, on lui trouve le faciès catarrhal, turgescent, congestionné, les yeux larmoyants, du coryza, de la bronchite, de la fièvre avec des frissons, etc. (Obs. iii) ; le troisième se plaint, à son entrée, de partout et de la tête en particulier; la fièvre est intense (Obs. iv); le quatrième se plaint de toute la poitrine, surtout du creux de l'estomac, avec de la fièvre, de la diarrhée, une mauvaise figure, etc. (Obs. v); le cinquième, à son entrée, se dit enrhumé et fatigué de partout (Obs. vi); le sixième éprouve au début un état général avec douleur dans le genou, puis pleurodynie à droite (Obs. vii); le septième a un état général assez accusé pour représenter un état typhique à son entrée (Obs. viii) ; le huitième est, à l'heure de l'observation, brisé, courbaturé, et se plaint de tous les membres (Obs. ix). Les choses se sont passées de même chez les trois autres, dont nous croyons inutile de rapporter ici les observations en détail.

7

Ainsi, le fait me paraît hors de doute : la période d'invasion de cette maladie est essentiellement caractérisée par un acte général sans localisation précise.

Analysons maintenant d'un peu plus près cette période, qui a une grande valeur diagnostique.

C'est en général au début et pendant tout le cours de cet état général que l'on remarque les frissons particuliers, si souvent décrits, de l'affection catarrhale.

Ce n'est pas, comme dans les maladies inflammatoires, comme dans la pneumonie franche, par exemple, un frisson intense qui secoue tous les membres, fait claquer les dents et ne se renouvelle pas une fois disparu. Le frisson de l'affection catarrhale est beaucoup moins long; il est plus superficiel, mais il n'est pas unique; il se répète. — Les malades décrivent souvent très-bien cette sensation bizarre qui passe entre cuir et chair, sous la peau à peine, qui n'atteint pas simultanément tout le corps et erre d'une partie à l'autre de l'organisme. Le malade se couvre un peu plus, le froid disparaît; il se retourne dans son lit, le froid recommence avec ses mêmes caractères. Souvent, si le malade est devant le feu, le visage sera brûlé par le rayonnement du foyer, tandis qu'au même moment le dos est parcouru par un frisson erratique très-net ; ou bien le frisson alternera avec les bouffées de chaleur classiques, ou même des sueurs partielles.

Il y a dans la fugacité, la superficialité et la répétition de ces frissons, des caractères qui en font un symptôme à part et lui donnent une place séméiotique très-importante.

En même temps, la fièvre se déclare; cette fièvre est continue avec exacerbation le soir. Elle peut atteindre des degrés assez élevés. Déjà dans cette période, avant tout début de pneumonie ou d'inflammation de poitrine, nous avons vu le thermomètre s'élever à $40°$ et au-dessus (Courbes n°s 1, 2, 4, 5, 7, etc.) L'exacerbation du soir est ordinairement de quelques dixièmes, elle peut atteindre un degré et même le dépasser (Courbes 3 et 6). La chaleur de la peau n'est pas en général désagréable au toucher; elle est rarement âcre et mordicante, surtout quand des moiteurs passagères viennent de temps en temps humecter la peau.

En même temps, le malade a de la céphalalgie, il a la tête lourde; les membres lui font mal; il est las; les reins sont brisés; il est courbaturé; il est comme si on l'avait roué de coups. Le sommeil est agité; quelquefois même le malade ne dort pas, ou tout au moins les quelques instants de repos sont troublés par des rêvasseries pénibles qui le réveillent brusquement. Quelquefois des douleurs, variables de position, viendront terminer le tableau; ce sont des douleurs musculaires, souvent des pleurodynies qu'il faut se garder de confondre avec le point de côté de la pneumonie, qui n'existe pas encore.

L'appétit est perdu, la langue sale; quelques nausées; quelquefois des vomissements; peut-être de la diarrhée, plus souvent de la constipation, tous signes qui montrent la part que le tube digestif prend au consensus morbide de l'économie.

Enfin, déjà à cette période la localisation thoracique s'annonce; à ces mots : je souffre de partout, le malade ajoute souvent : et je suis enrhumé.

Dès le premier temps de son apparition, la localisation thoracique a un grand caractère de généralité : le malade tousse, il est un peu gêné dans sa respiration, et l'on constate des signes de congestion bronchique généralisée dans toute la poitrine en avant et en arrière. On reconnaît cependant déjà que le mouvement fluxionnaire tend à se localiser sur les organes thoraciques plus que sur tout autre.

Bientôt même cette localisation se spécialise encore plus; elle atteint un côté plus fortement que l'autre : les signes de bronchite sont beaucoup plus accentués dans un côté, et il apparaît souvent une douleur pleurodynique assez étendue, mais précise, dans tout ce côté.

A partir de ce moment, la fluxion est bien et dûment localisée sur le côté de la poitrine; notez bien que la pneumonie n'est pas encore constituée; elle ne se révèle en rien; elle n'existe même probablement pas. Mais il y a déjà fluxion de poitrine.

Et ici apparaît bien, à cette période de la maladie, l'utilité, la nécessité même du mot fluxion de poitrine. Ce qui se passe dans les bronches peut très-bien être défini par les mots de congestion ou même d'inflammation ; mais ce qui se passe dans les muscles de la paroi, qui osera le qualifier inflammation ? Y a-t-il seulement hyperémie ? Déjà à ce moment, dans le poumon ou dans la plèvre, il y a de la fluxion. Il n'y a pas encore congestion, mais il y a cet afflux spécial de mouvements, d'influx nerveux, de force (on l'appellera comme on voudra), qui prépare et réalisera tout à l'heure la congestion et l'inflammation.

On ne peut pas nier, en effet, que dans un nombre indéfini de cas, les altérations anatomiques d'un organe sont précédées d'altérations dynamiques qui préparent et réaliseront les premières. Ces altérations dynamique, qui peuvent se manifester par des phénomènes nerveux, tels que la douleur, etc., constituent déjà la fluxion. Voilà pourquoi nous ne voulons pas faire du mot fluxion un synonyme du mot congestion. On peut discuter sur la théorie et la nature de la fluxion ; je ne crois pas qu'on puisse la nier en tant que fait.

Ainsi, à la période d'état général qui a marqué le début de notre maladie, succède une période où la localisation thoracique apparaît, et où les mouvements fluxionnaires tendent manifestement à se localiser sur un côté de la poitrine.

Après cela, dans une phase nouvelle apparaissent les signes rationnels ou fonctionnels de la pneumonie ; je ne dis pas les signes physiques.

Il est très-difficile, pour ne pas dire impossible, de préciser le moment où éclate la pneumonie ; à proprement parler même, ce moment n'existe pas. Le mouvement fluxionnaire qui a produit la bronchite se localise sur le poumon lui-même, y détermine bientôt la congestion ; insensiblement cette congestion devient de l'inflammation. Au point de vue anatomique, on ne peut pas préciser l'instant où la prolifération devient assez active pour caractériser l'inflammation. C'est insensiblement, par gradations continues, que l'exsudat, purement séreux et congestif au début, devient graduellement plus visqueux, plus riche en éléments embryonnaires, plus réellement inflammatoire. S'il y a une pareille continuité anatomique, il doit y avoir aussi une continuité symptomatique non moins complète. Et de fait c'est ce qui arrive, d'autant que les signes de bronchite masquent les signes physiques de la pneumonie, et ce ne sont que les symptômes rationnels ou fonctionnels qui révèlent l'extension du processus.

L'attention, attirée par la pleurodynie du côté, analyse soigneusement cette douleur et y découvre quelquefois un point de côté limité, circonscrit, aigu, que le malade sépare bien de sa vaste douleur pleurodynique. Quand ce signe-là existe, il est très-précieux : il prouve l'extension du processus au poumon ou à la plèvre.

En même temps, la dyspnée a augmenté ; la respiration, plus courte et visiblement plus gênée, est plus fréquemment interrompue par une toux quinteuse fatigante. Cette toux s'accompagne d'une expectoration qui devient bientôt caractéristique ; les crachats séreux, blancs et plus ou moins aérés jusque-là, deviennent plus épais, visqueux, et présentent bientôt ces diverses teintes pneumoniques exprimant le mélange intime de la matière colorante avec l'exsudat, depuis la rouille jusqu'au jus de pruneaux.

Le tableau sera complet si vous y joignez la rougeur des pommettes, et surtout de la pommette du côté malade. Ce signe a une immense valeur, et nous l'avons vu bien souvent permettre d'affirmer un diagnostic encore indécis.

Auscultez à ce moment la poitrine, et vous ne trouverez aucun des signes physiques de la pneumonie. C'est là un fait on peut dire constant, caractéristique, qui appartient en propre à notre maladie. Voilà pourquoi on a toujours dit qu'on n'observait pas le râle crépitant dans la fluxion de poitrine catarrhale ; c'est que le râle crépitant est un signe du début de la pneumonie, et qu'à son début, ici, la pneumonie ne se révèle par aucun signe physique et seulement par des signes rationnels.

Le fait est trop important et trop capital dans le sujet que je traite, pour que je ne rappelle pas comment il s'est présenté dans toutes mes Observations. Nous citerons celles-ci, où le fait a été le plus saillant.

Ainsi, le malade de notre Observation IV entre au quatrième jour de la maladie ; il ne présente que des signes de bronchite. Le cinquième jour, la température est toujours très-élevée, les crachats deviennent jaunâtres et la pommette gauche est rouge (voilà la pneumonie), et on ne trouve dans la poitrine que des râles de bronchite. Le sixième jour encore, les signes rationnels restant les mêmes, les signes physiques sont tout aussi muets; et ce n'est que le septième jour que l'on constate sous la clavicule gauche une forte matité et du souffle tubaire. On peut dire que c'est là la marche typique de la période que nous décrivons.

Dans l'Observation v, nous restons également deux jours indécis du diagnostic, quand une après-midi apparaissent le souffle tubaire et la matité sur une grande étendue.

A son entrée, le malade de l'Observation vii avait un point de côté, des crachats rouges et jaunâtres, et l'examen physique ne révèle aucun signe de pneumonie. Le lendemain matin encore, l'examen, refait avec le soin le plus minutieux, ne révèle encore rien. Cependant la pneumonie y était bien, car l'après-midi elle se révèle d'emblée par un souffle tubaire très-intense.

Dans l'Observation viii, c'est plus accusé encore. Ce n'est qu'au huitième jour que l'on trouve de la matité à l'angle de l'omoplate, et c'est le neuvième seulement que l'apparition du souffle permet de porter le diagnostic physique de pneumonie.

Le sujet de l'Observation ix a peut-être été encore plus démonstratif par la rapide consécration de l'autopsie. Entré le 31 mars, il est examiné avec le plus grand soin et à plusieurs reprises; on ne trouve absolument que des râles bronchiques. Le lendemain 1er avril, les signes physiques de la pneumonie du sommet éclatent; le malade meurt la nuit suivante, et tout le lobe supérieur et une partie du lobe moyen sont transformés en un seul bloc hépatisé avec commencemennt de passage à l'hépatisation grise. Il est impossible de nier que le 31 mars la pneumonie n'existât; mais elle ne se révélait par aucun signe physique.

Voilà, ce me semble, un fait mis hors de doute par nos Observations, et qui caractérise nettement le groupe morbide que nous étudions.

Au début de la pneumonie, il y a une période où elle ne se révèle absolument que par des signes rationnels (point de côté, crachats rouillés, rougeur de la pommette), et par aucun signe physique.

Il en résulte tout naturellement qu'à la période suivante, quand les signes physiques apparaissent, ils se produisent d'emblée avec un degré de gravité effrayant, et que rien ne faisait prévoir. C'est ce qui ressort encore nettement de nos Observations, et ce qui me paraît constituer un caractère bien net pour les fluxions de poitrine de nature catarrhale.

. Je résumerai donc ce qui a rapport à la symptomatologie de ces maladies :

Il n'y a pas de symptôme spécial qui appartienne en propre aux fluxions de poitrine de nature catarrhale, c'est dans leur marche et leur mode d'évolution qu'est leur caractéristique clinique.

Il y a souvent une période prodromique constituée par un catarrhe apyrétique quelconque, qui crée simplement un état d'impressionnabilité très-grande.

La première période (d'invasion) est constituée par un état général fébrile sans localisation.

Dans une deuxième période, les localisations commencent à se faire sur le thorax, et le mouvement fluxionnaire tend à se concentrer plus spécialement sur un côté de la poitrine.

Dans une troisième période, apparaissent les signes rationnels de la pneumonie (crachats rouillés, point de côté, pommette rouge).

Dans une quatrième période enfin, apparaissent brusquement les signes physiques de la pneumonie et de la pleurésie, avec des caractères d'étendue et d'intensité très-considérables d'emblée.

Enfin, survient une cinquième période que nous allons étudier maintenant, la période de terminaison.

§ III. — TERMINAISON. — CRISES.

L'affection catarrhale est une maladie à marche cyclique parfaitement réglée, et dont on peut dire en principe que la terminaison est heureuse. Livrée à elle-même, sans complication, sans adjonction d'aucun élément étranger , la fluxion de poitrine catarrhale se termine par résolution.

Et cette résolution se présente le plus souvent dans des conditions spéciales, au milieu d'un appareil symptomatique qui fait de cette période une des plus caractéristiques de la maladie : le plus souvent la maladie se termine par *crise*.

Cette question des crises a été trop vivement discutée et trop diversement interprétée dans ces derniers temps., pour que nous ne montrions pas l'idée que l'on doit s'en faire au point de vue de l'observation clinique elle-même ; car la crise n'est qu'un fait d'observation.

Les anciens accordaient à la crise un sens humoral particulier que nous ne pouvons plus considérer aujourd'hui que comme métaphorique. L'humeur morbide, après avoir subi ses diverses modifications et parcouru ses diverses phases, l'humeur morbide est éliminée dans un acte solennel auquel participe énergiquement l'organisme tout entier : c'est la crise.

Tout en reconnaissant tout ce que les idées modernes sur les fermentations et sur la pathologie animée ont d'analogie avec l'humorisme ancien, nous ne pouvons pas évidemment conserver la donnée ancienne de la crise. Cependant, tout en négligeant le côté théorique et systématique, il y a deux faits importants et vrais dans cette doctrine de la crise : le fait de l'effort réalisé par la nature pour guérir la maladie, et le fait de la synergie organique pour atteindre ce but. En dehors de ces deux notions, on ne peut pas, je crois, comprendre véritablement la crise.

L'École anatomique ne pouvait donc pas la comprendre, et dès-lors elle ne l'a pas admise. Le fait de l'évacuation critique était une révulsion qui détournait et diminuait ainsi la fluxion locale, mais la crise en elle-même était méconnue.

Au milieu même de cette période , l'idée clinique de la crise poursuivait cependant les hommes qui la niaient par esprit de système, et trois fois cette question se posait dans des concours parisiens : à Andral en 1824, à Gouraud père plus tard, et à Gouraud fils en 1872.

Une réaction cependant se faisait , et peu à peu le fait de la

crise s'est dégagé des dénégations des anatomo pathologistes, et
s'est imposé à l'École physiologique. L'École physiologique a alors
entrepris d'étudier et d'expliquer le fait qu'elle ne pouvait plus
nier. Elle en a étudié tous les éléments ; malheureusement elle
s'en est tenue là ; chacun a étudié un des principaux phénomènes de la crise et a voulu y voir toute la crise. Aucun ne s'est
synthétiquement élevé à la notion générale et complète de ce
grand acte organique.

C'est ainsi que le premier fait qui a frappé dans la crise, c'est
l'abaissement rapide de la température. Sée, Hirtz, ont étudié
avec soin cette défervescence ; mais, tombant dans une exagération fausse, ils ont voulu faire résider toute la crise dans cette
défervescence même. « La crise cliniquement démontrée n'est
autre chose physiologiquement qu'une défervescence rapide [1]. »
Doctrine incomplète, qui vaut mieux que les négations des
anatomistes, mais qui est encore bien loin de la vérité.

A côté des variations de température, il y a, dans la crise, des
modifications très-remarquables dans le pouls, que les anciens
avaient étudiées avec tant de soin[2]. Ces recherches ont été reprises
dans ces derniers temps ; le sphygmographe leur a donné une
précision beaucoup plus grande. Mais on est encore ici tombé
dans le même exclusivisme, et Lorain a dit, en parlant du pouls
seul : « Nous pouvons dire quand commence la convalescence, et
cela avec certitude [3]» . Vouloir définir la crise par un tracé sphyg-
mographique, n'est encore que voir un côté bien étroit de la
question.

Les études chimiques ont tenté un autre groupe d'investi-
gateurs, et on a cherché dans les modifications des combustions
organiques la caractéristique de la crise. Pendant la fièvre, pendant la pneumonie en particulier, les chlorures diminuent très-
notablement au point même de disparaître, même dans les
urines. La quantité d'urée augmente, au contraire, dans des

---

[1] Hirtz ; Art. Crise, in *Dictionnaire* de Jaccoud, pag. 708.
[2] Voir notamment Bordeu, etc.
[3] Lorain ; *Du pouls*, pag. 148. Paris, 1870.

proportions notables pendant toute la durée des combustions fébriles. Au moment de la résolution de la crise, les chlorures réapparaissent et l'urée diminue ; de telle sorte que, si l'on représente par des courbes la marche des chlorures et de l'urée pendant la maladie[1], la courbe des chlorures monte rapidement, et la courbe de l'urée descend brusquement au moment de la résolution. Et voilà pour les physiologistes un moyen mathématique de définir la crise : « La crise est l'intersection de la courbe de l'urée et de la courbe des chlorures[2] ».

C'est le triomphe de la médecine précise, qui mesure et définit mathématiquement, mais qui est obligée de dénaturer profondément les actes organiques, pour les plier à ses théories.

Enfin, quelques bons esprits, synthétisant les idées des différents auteurs sur les divers éléments de la fièvre, ont dit : la crise n'est pas seulement la défervescence de la température, la diminution de l'urée, etc. ; c'est, d'une manière générale, la défervescence de la fièvre. C'est là l'idée à laquelle se rattache M. Gouraud dans sa Thèse d'agrégation (1872). « Nous définirons donc la crise, dit-il : l'ensemble des actes qui jugent rapidement la fièvre dans les maladies aiguës[3]. » Cette définition marque un pas immense sur les précédentes, et revient tellement vers les idées anciennes, qu'éditée par les Parisiens d'aujourd'hui, elle aurait certainement fait sourire les Parisiens d'il y a vingt ans.

Et cependant encore elle est incomplète ; elle ne voit qu'un côté de la question. La crise ne juge pas seulement la *fièvre*, elle juge la *maladie*. Et ce sont là deux choses complétement différentes.

Il faut, nous le répétons, pour comprendre la crise, avoir deux notions bien précises : d'abord celle de la marche cyclique des maladies, de la tendance de certaines maladies à guérir, ensuite celle de la synergie morbide. Pour guérir, comme pour évoluer, la maladie exige le concours simultané de toutes les parties

---

[1] Voir Gouraud ; *Des crises.* Thèse d'agrégation, pag. 54. Paris, 1872.
[2] *Comm. orale* de Lorain, cité par Gouraud ; *loc. cit.*, pag. 53.
[3] *Loc. cit.*, pag. 16.

de l'organisme; et la crise est précisément l'ensemble des actes synergiques de tout l'organisme qui jugent la maladie.

C'est ainsi que les différents actes qui constituent la crise ne dépendent pas les uns des autres et ne s'entraînent pas mutuellement; ils sont la manifestation commune de la même synergie. Il est oiseux de discuter pour savoir si la sueur critique précède ou suit la défervescence thermique; l'une et l'autre s'accompagnent, et ce sont deux manifestations du même grand acte que l'organisme tout entier exécute.

A ce point de vue-là, la clinique est le principal et le seul argument ; et je crois que nos Observations sont précisément la meilleure démonstration de la doctrine que je défends ici. On voit nettement, le septième ou le neuvième jour, nos malades brusquement améliorés présenter simultanément des sueurs, une chute de la température, des modifications importantes du pouls, des râles de résolution dans la poitrine, etc., etc.; en un mot une amélioration véritablement étonnante, qui portait sur l'ensemble de l'économie et généralisait ses bienfaits, comme la maladie avait généralisé ses manifestations.

Bien différente est la marche des affections qui, comme la fièvre typhoïde, par exemple, se terminent par lysis. Là, les symptômes disparaissent successivement les uns après les autres, plus ou moins vite; certains appareils recouvrent rapidement leur intégrité, tandis que d'autres restent en retard, etc. Il n'y a rien qui rappelle ce consensus spécial, cette scène d'ensemble qui caractérise la terminaison critique de nos fluxions de poitrine.

Ai-je besoin de rappeler maintenant celles de nos Observations qui mettent le mieux en lumière ce fait de la crise à la fin de la fluxion de poitrine catarrhale ?

Dans notre Observation i, au sixième jour, la fièvre domine; le souffle tubaire disparaît, les râles sous-crépitants apparaissent en grand nombre, les crachats deviennent muqueux; dans la nuit, des sueurs abondantes se produisent; la température tombe à 36°,5; le pouls à 64..., et le malade demande à manger à la visite du matin, témoignant ainsi de la rapidité de cette amélioration générale qui ne peut être définie par aucun symptôme particulier, mais qui réside dans la totalité des actes mentionnés.

Pour l'Observation II, c'est dans la nuit du huitième au neuvième jour que l'on note des sueurs abondantes, deux selles diarrhéiques; la température tombe à 36°,9; le pouls à 56. Tous les signes de pneumonie limitée ont disparu, et la poitrine est remplie de râles bronchiques ronflants ou sibilants.

Mêmes phénomènes le onzième jour pour l'Observation III, le sixième jour pour l'Observation VI.

Dans l'Observation VII, le sixième jour j'ai noté : râles crépitants de retour en assez grand nombre; depuis la nuit dernière, sueurs abondantes. Amélioration générale ; le malade demande à manger. La défervescence thermique commence en même temps et s'achève la nuit suivante.

Je crois que ces faits doivent suffire à démontrer que la dernière période de la fluxion de poitrine catarrhale, quand elle se termine bien, est une période de crise, en prenant, bien entendu, ce mot dans son sens complet : ensemble des actes synergiques qui jugent, non pas tel ou tel symptôme, mais la maladie.

Mais tous les cas que nous avons rapportés ne se sont pas terminés heureusement; dans quatre cas, nous avons eu le malheur de pouvoir faire de l'anatomie pathologique. Comment évolue la période terminale dans ces cas-là ?

Pour que la crise soit complète et heureuse, il faut, avons-nous dit, le concours synergique de tout l'organisme. Si un ordre quelconque de symptômes reste en retard, et à plus forte raison si un ordre de symptômes s'aggrave alors que tous les autres se jugent favorablement, la maladie tourne mal; il y a ce que les anciens appelaient une fausse crise; il apparaît ce que certains modernes appellent l'élément ataxique.

C'est là ce qui s'est passé dans les divers cas qui se sont terminés par la mort : le désordre symptomatique s'est introduit dans une période qu'aurait dû caractériser la synergie la plus complète.

Le malade de notre Observation IV a, à ce sujet, une histoire très-instructive. Dans la nuit du dixième ou onzième jour, la température tombe rapidement de 39 à 36°, véritable défervescence critique. Mais en même temps, au lieu de voir l'amélioration simultanée des différents autres symptômes, nous notons au contraire une fréquence plus grande du pouls, qui monte à **120**, une aggravation ou tout au moins le maintien complet de l'état pulmonaire, etc. Et le malade succombe deux jours après, au milieu de ces manifestations ataxiques. — Ce fait montre bien que la défervescence ne suffit pas à constituer une crise; ici la température est bien tombée, et cependant la crise a été fausse, parce que les éléments constituants de la crise ne se sont pas trouvés également. — Et le fait n'est pas isolé.

Dans notre Observation v, la fièvre tombe aussi complètement le neuvième jour, mais les autres symptômes s'aggravent, et le malade succombe.

Les deux autres cas de mort doivent être attribués à des complications que nous étudierons tout à l'heure.

Ainsi, la période terminale de la fluxion de poitrine catarrhale peut, dans certains cas, être faussée, altérée, la crise ne pas se faire complète; il y a alors ce qu'on appelle fausse crise, et le malade succombe au milieu des phénomènes ataxiques.

C'est là, il faut le dire, une marche anormale de la maladie. La crise vraie est la règle; le crise fausse est un accident. A quoi est dû cet accident quand il se présente? Le plus souvent à l'élément individuel du sujet atteint.

Ainsi, nos deux malades (Obs. iv et v) étaient dans des conditions spéciales : le premier était prisonnier, venait de la Maison d'arrêt et avait, jusqu'à son incarcération, mené une existence où l'alcoolisme, la misère, l'inconduite, etc., avaient évidemment joué un rôle profondément débilitant pour l'organisme, avaient épuisé ses forces radicales et l'avaient mis dans l'impossibilité de vaincre dans la lutte critique contre la maladie. — L'autre malade était épileptique, et par suite son système nerveux était probablement épuisé par cette névrose, au point de ne pouvoir réaliser la crise.

Il me semble que ces faits positifs de crise incomplète, de fausse crise, font encore mieux ressortir la doctrine vraie de la cure complète et heureuse.

Enfin, un dernier mode de terminaison peut se présenter dans la fluxion de poitrine catarrhale : la crise peut avoir lieu, toute la maladie se termine, et la lésion rester beaucoup plus longtemps. Ces faits, qui démontrent bien la différence qu'il y a entre la maladie et la lésion, ne sont pas rares en clinique. Il ne s'en est pas présenté dans la série d'Observations que nous publions ; mais depuis lors il s'en est présenté un à la clinique médicale; je crois devoir le rapporter ici, à cause de l'importance d'une pareille terminaison.

OBSERVATION X.

Falguières (François), cultivateur, âgé de 43 ans, né à Mons (Gard), est évacué de la maison d'arrêt à l'hôpital Saint-Éloi, le 19 avril 1874 ; il est couché salle Saint-Vincent, n° 4, clinique médicale, service de M. Vignal, suppléant M. le professeur Dupré.

À son entrée, il paraît très-affaissé, ne parle qu'à voix basse et très-peu, a l'air très-fatigué. Il serait malade depuis sept jours, accuse un point de côté à gauche, aurait craché du sang; on lui a mis des sangsues sur le côté.

Actuellement, douleur assez étendue dans le côté gauche ; matité considérable en arrière dans les deux tiers inférieurs de ce côté : épanchement pleurétique; souffle intense au-dessus avec des râles humides et des frottements pleuraux. La fièvre, très-peu accusée le matin, s'accentue fortement l'après-midi, et à ce moment les pommettes sont injectées.— Bouillon, potage; julep kermétisé à 0,40 ; vésicatoire au bras gauche; sulfate de quinine dans la nuit.

21 avril. Même état; la fièvre est toujours faible le matin, mais s'accuse le soir; adynamie assez grande; mêmes signes stéthoscopiques ; crachats muqueux peu abondants, quelques-uns jaunâtres. N'a pas dormi cette nuit. — Bouillon vineux; infusion d'ipéca à 2 gram.

22 avril. Même état ; la température ne s'élève l'après-midi qu'à 38°,2, au lieu de 40°,6. — Continuez l'infusion d'ipéca; vésicatoire au bras droit.

23 avril, 11e jour. Chute complète et définitive de la température. Les signes stéthoscopiques persistent : submatité diffuse avec des frottements pleuraux; souffle intense dans le tiers supérieur avec des râles humides à la toux. Sueurs profuses dans la nuit.

24 avril, 12e jour. A provoqué lui-même une hémorrhagie assez abondante par les ouvertures des sangsues. Même état local ; ne crache pas ; apyrexie complète. — Julep kermétisé à 0,30.

25 avril, 13e jour. L'hémorrhagie s'est encore reproduite. Même état général et local.

27 avril, 15e jour. L'épanchement pleurétique est résolu, mais la partie supérieure reste dans le même état : soufflé, pas d'expectoration. Contraste frappant entre l'état général qui est complétement amendé et l'état local qui persiste le même. — Julep kermétisé à 0,20.

28 avril, 16e jour. Même état. — Supprimez le kermès ; vésicatoire sur le côté.

1er mai, 19e jour. Même état ; l'expectoration recommence.

2 mai, 20e jour. Mêmes signes ; soufflé et râles humides à la toux seulement ; crachats épais et jaunâtres.

8 mai, 26e jour. L'expectoration se prononce, mais l'état de la poitrine reste le même. L'état général est toujours bon, l'appétit excellent et les forces croissantes.

Ainsi, en résumé, voilà un homme qui, au onzième jour d'une fluxion de poitrine catarrhale, a eu sa crise par les sueurs avec chute complète de la température, mais persistante de l'état local.

On remarquera, pour expliquer le retard de résolution, les conditions de débilité particulières dans lesquelles était cet homme (prisonnier), et les pertes de sang qu'il a subies à deux ou trois reprises.

Qu'arrivera-t-il maintenant de la pneumonie non résolue ?

Deux choses sont possibles : ou une résolution tardive, ou une dégénérescence caséeuse de l'exsudat. Dans le premier cas, c'est la guérison qui n'a été que retardée ; dans le second cas, c'est la phthisie caséeuse. Pour le malade dont je viens de rapporter l'observation, l'issue est encore douteuse, et on peut, en présence des râles humides qui se sont manifestés, se demander si c'est la résolution ou la caséification qui commence.

Je n'insiste pas sur se point, qui m'entraînerait trop loin ; il me suffit de l'avoir indiqué.

§ IV. Complications.

Il y a deux de nos Observations qui se sont terminées par la
mort, et que nous avons séparées des précédentes ; elles méritent
une étude à part, parce que la mort a été entraînée par des
complications dont il est bon de dire un mot ici.

Je me garderai bien de parler de toutes les complications qui
peuvent survenir dans la fluxion de poitrine catarrhale ; je ne
m'occuperai que des deux que nous avons observées, et qui sont
du reste les plus fréquentes dans notre pays et à notre époque :
l'état typhoïde et l'élément paludéen.

On s'est habitué depuis un certain nombre d'années à confondre l'état typhoïde avec la fièvre grave qui porte le même nom.
Or, tous les cliniciens savent que c'est là une erreur. L'état
typhoïde est un syndrome clinique qui se présente surtout dans
la fièvre typhoïde, dont il est le symptôme principal, mais qui peut
se présenter également dans d'autres maladies, telles que la scar-
latine, la pneumonie, les fièvres saisonnières, etc.

On peut même dire que cet état typhoïde est à notre époque
une complication très-fréquente des maladies. C'est en quelque
sorte l'expression de la constitution stationnaire actuelle ; toutes
les maladies s'accompagnent très-facilement d'un état dépressif
tout spécial du système nerveux.

L'état typhoïde consiste en effet essentiellement dans une sorte
d'abdication du système nerveux, qui ne dirige plus les mouvements vitaux et soumet l'individu, dépourvu de toute spontanéité, à l'action exclusive des lois physico-chimiques de la nature
inorganique ; et c'est de là que dérivent : le décubitus dorsal,
abandonné, l'air d'absorption, l'absence de réaction, l'immobilité, les fuliginosités, la pulvérulence, les hypostases, etc., qui
forment les traits caractéristiques de l'état typhique.

Cet état a ses causes dans toutes les circonstances qui en débilitant particulièrement le système nerveux le mettent dans l'impossibilité de réagir contre la cause morbide, de réaliser et de
faire évoluer la maladie. L'état typhique se déclare quand le sys-

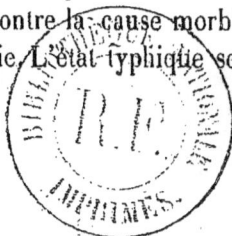

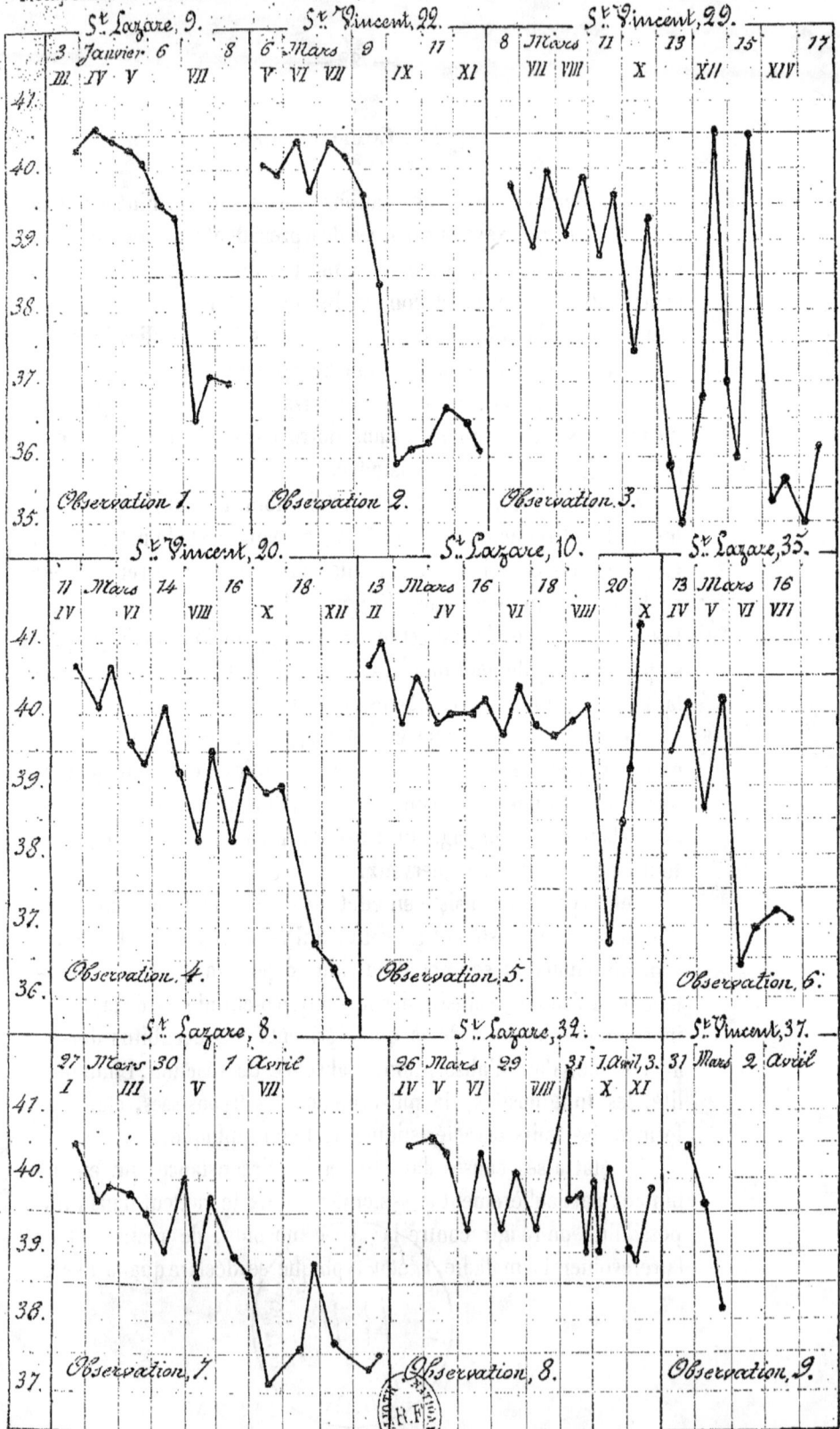

St Lazare, 9.   St Vincent, 22.   St Vincent, 29.

Observation 1.   Observation 2.   Observation 3.

St Vincent, 20.   St Lazare, 10.   St Lazare, 35.

Observation 4.   Observation 5.   Observation 6.

St Lazare, 8.   St Lazare, 32.   St Vincent, 37.

Observation 7.   Observation 8.   Observation 9.

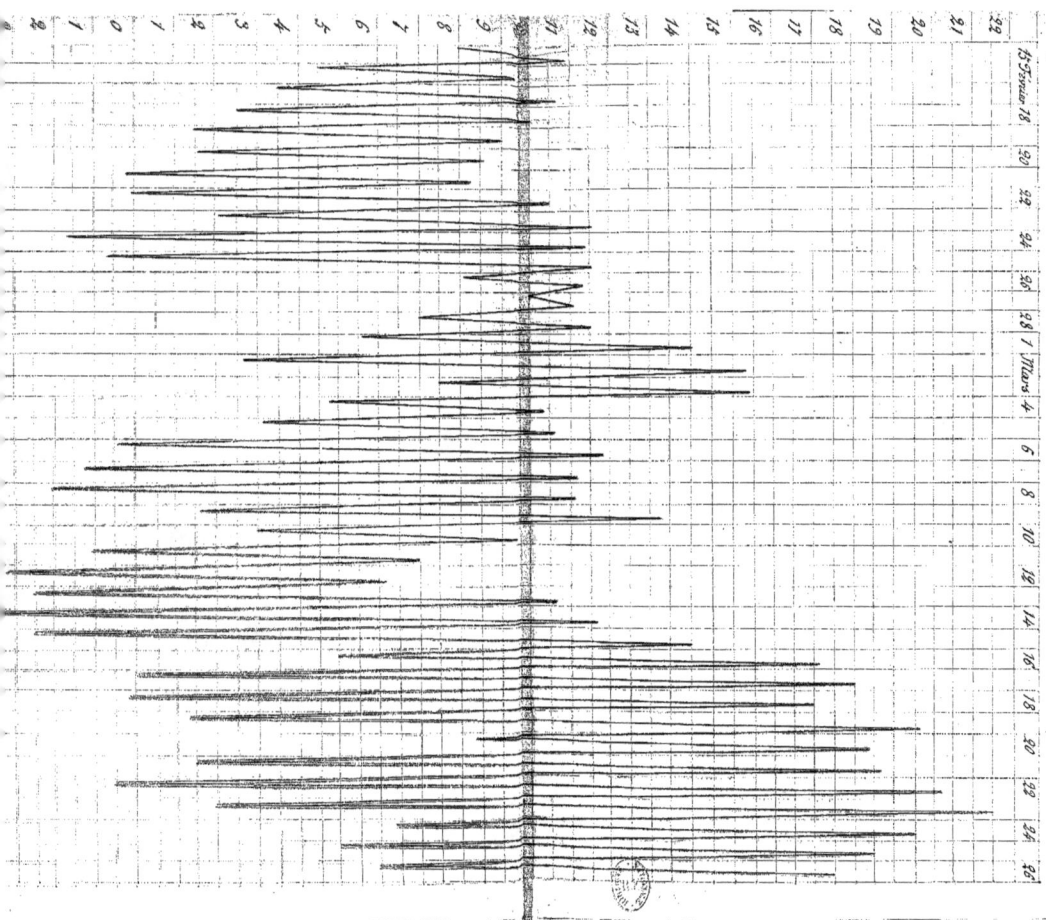

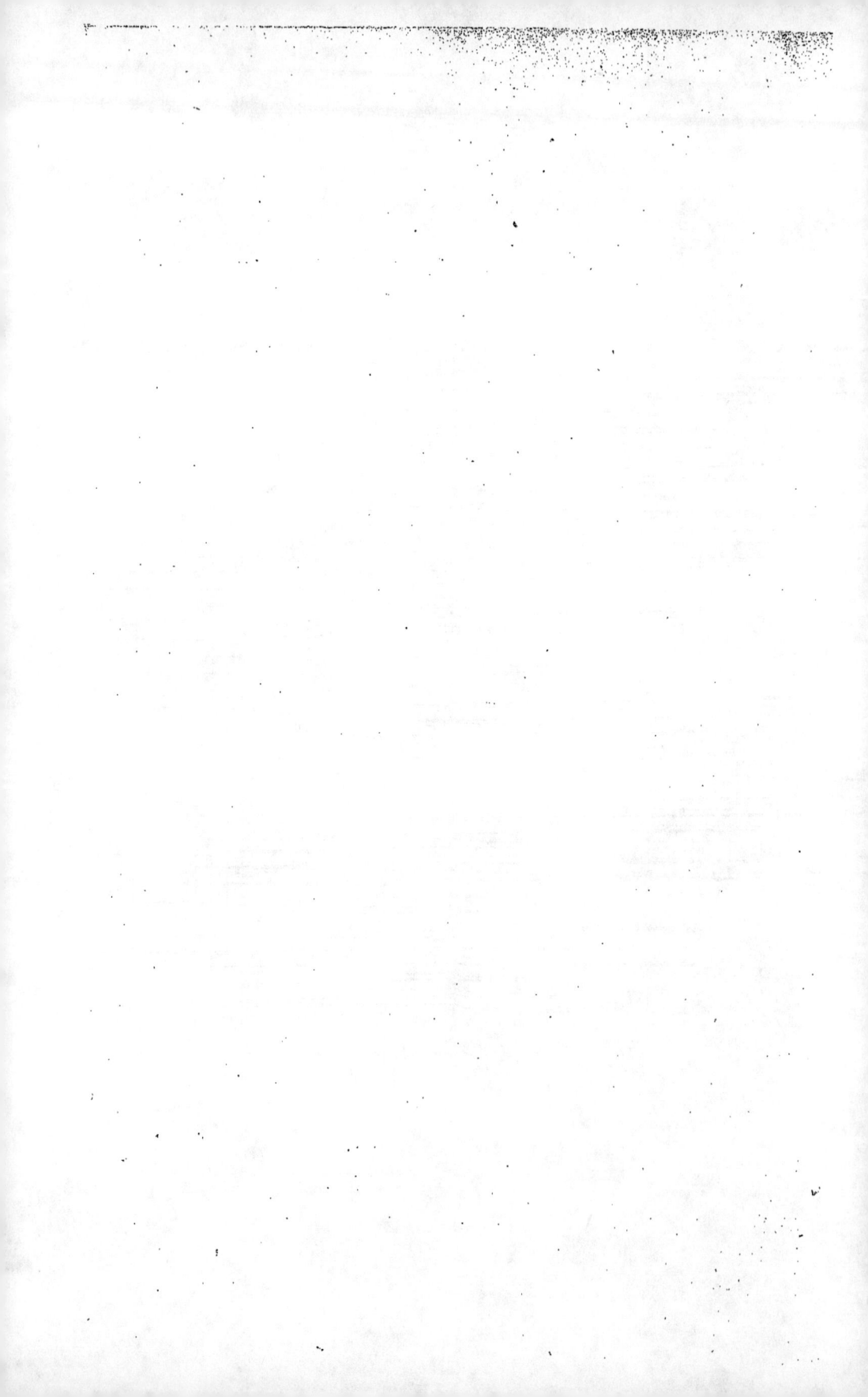

tème nerveux, surmené, est vaincu par la maladie, qui ne peut plus alors être réglée dans sa marche.

Or, au premier rang des conditions débilitantes de cet ordre, il faut placer toutes les passions pénibles et dépressibles. Chez le militaire de notre Observation VIII, c'était la nostalgie : tout récemment incorporé, il reproduisait entièrement la situation des paysans transplantés dans une ville, des ouvriers non acclimatés aux ateliers, parmi lesquels la fièvre typhoïde choisit ordinairement ses victimes. Notre malade n'a pas pris la fièvre typhoïde, qui ne régnait pas ce moment-là ; mais quand les variations atmosphériques lui ont donné une fluxion de poitrine catarrhale, il a réalisé, lui, un état typhoïde qui s'est surajouté à la maladie déjà existante et l'a compliquée.

Notre malalade de l'Oservation IX a présenté une complication d'un autre ordre.

L'élément paludéen, qui est endémique dans nos régions, est susceptible de deux grands modes d'action pathogénique différents. Il peut réaliser et produire de toutes pièces des maladies spéciales (les fièvres intermittentes) ; et il peut modifier et compliquer des maladies développées en dehors de lui.

C'est ce qui s'est passé ici. L'élément paludéen est venu compliquer la fluxion de poitrine. Ce n'était pas une pneumonie paludéenne, une pneumonie intermittente (comme nous les admettons fort bien) ; c'était une fluxion de poitrine catarrhale compliquée d'état intermittent.

On voit tout de suite l'importance qu'a la connaissance de pareilles complications pour l'institution du traitement. Mais elle est également utile pour le diagnostic.

Ces complications peuvent en effet modifier profondément l'aspect extérieur et l'évolution de la maladie, en lui communiquant un degré plus ou moins accusé de latence. On remarquera en effet que dans notre Observation VIII, la pneumonie n'a été diagnostiquée qu'au dixième jour, et dans notre Observation IX elle n'a été diagnostiquée que la veille de la mort, alors que l'autopsie a révélé pour la lésion un âge déjà avancé.

Ce fait de la latence dans les fluxions de poitrine compliquées

8

est excessivement important. J'ai déjà insisté ailleurs sur les caractères de cette latence et ses causes [1]. Je me contente ici d'indiquer le fait qui pourrait dans certains cas obscurcir le diagnostic et rendre le traitement incomplet.

§ V. — TRAITEMENT.

La question du traitement est certes pleine d'intérêt, et je puis même dire que c'est l'objectif habituel de nos études cliniques; mais dans le cas actuel je n'ai qu'à renvoyer à l'exposé fait par M. le professeur Dupré [2] et à nos Observations, qui sont une application et une démonstration de plus des principes émis dans cet article.

Le fait qui domine tout, c'est la tendance heureuse de la maladie, qui fait de l'expectation la méthode générale. Ce principe ne s'appliquant qu'aux cas simples, la présence d'une complication quelconque devient une source d'indications; simplifier la maladie pour lui permettre ensuite d'évoluer régulièrement.

Telle est l'indication de l'opium contre l'état nerveux, de l'ipéca contre l'état gastrique, du sulfate de quinine contre l'élément paludéen, des antispasmodiques, etc., etc.

En dehors de cela, il faut surveiller et favoriser les crises.

Je rappellerai aussi, avec M. Dupré, l'infusion d'ipécacuanha que j'ai vu employer tous les jours avec succès; cette préparation facilite l'expectoration et hâte la résolution sans avoir les effets contre-stimulants des antimoniaux et en particulier du tartre stibié. On peut du reste, suivant les cas, associer à l'ipéca, dans l'infusion, de l'écorce d'oranges amères et du quinquina.

Les vésicatoires ne doivent être employés que quand, la maladie étant terminée, la lésion persiste encore et la résolution ne s'accomplit pas.

---

[1] Grasset; *Étude clinique sur les affections chroniques des voies respiratoires d'origine paludéenne.*
[2] Dupré, *loc. cit.*, pag. 318.

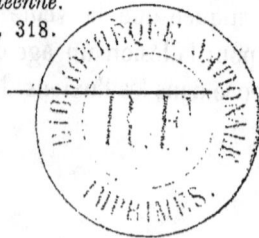

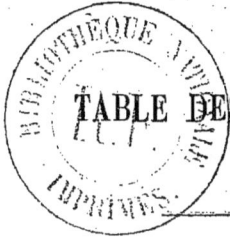

TABLE DES MATIÈRES

178.